中医药畅销书选粹·名医传薪

世医临证笔录秘验集（二）

王德润 著

中国中医药出版社·北京

图书在版编目（CIP）数据

世医临证笔录秘验集．二 / 王德润著．—北京：中国中医药出版社，2018.1（2019.12重印）
（中医药畅销书选粹）
ISBN 978－7－5132－4476－3

Ⅰ．①世…　Ⅱ．①王…　Ⅲ．①医案—汇编—中国—现代
Ⅳ．① R249.7

中国版本图书馆 CIP 数据核字（2017）第 247992 号

中国中医药出版社出版
北京经济技术开发区科创十三街 31 号院二区 8 号楼
邮政编码　100176
传真　010 64405750
赵县文教彩印厂印刷
各地新华书店经销

开本 880×1230　1/32　印张 5.75　字数 156 千字
2018 年 1 月第 1 版　2019 年 12 月第 2 次印刷
书号　ISBN 978－7－5132－4476－3

定价　25.00 元
网址　www.cptcm.com

社 长 热 线　010-64405720
购 书 热 线　010-89535836
维 权 打 假　010-64405753

微信服务号　zgzyycbs
微商城网址　https://kdt.im/LIdUGr
官 方 微 博　http://e.weibo.com/cptcm
天猫旗舰店网址　https://zgzyycbs.tmall.com

如有印装质量问题请与本社出版部联系（010-64405510）

前 言

中医药学是一门独立学科，有完整的理论体系，集中了中华民族几千年来与疾病做斗争的经验之大成；同时又与历代各门学科成就熔冶一炉，形成了完整的中医药理论及治疗系统。其理论之博大精深，其经验之丰富，在世界科技史上都是独一无二的。

中医药学的特色充分体现了中华文化的底蕴，是中华民族文化瑰宝之一。业医者，欲达左右逢源，触类旁通，须要深钻自学，熟读古人书，方悟天下事。中医药书籍之多，浩如烟海，即是其伟大的体现。每部书中都蕴藏独到的见解和精辟的理论，学归己用，遇证才可做到心中有数，找到病证的症结所在。法于往而验于今，吾辈身为中医者，更应忠实继承，灵活运用，加以发扬光大，严谨地从事临床，细致地处理病证。病有千端，法须万变，要勤求古训、博采众方，用医理指导实践，又通过临证充实医理。临证参考西医学检查，诊断之后通过反复实践，把规律性的东西抓住，只有这样方能逐步形成自己独到的见解，保持和发扬中医特色，运用辨证论治达到创新的目的。活到老要学到老，坚守中医药这一光灿的祖国瑰宝，定会增中华民族传统文化的自信，是为人类造福的壮举。

余幼承家学庭训，业医五十余载，不守门户之见，拜诸位前辈为师，博采众长，循序渐进；严从家训，以“精”“诚”为本。坚持处方用药具有药味少、用量小、价格廉、疗效好的特点。其间两次用两年时间系统地学习以提高。1979 年成功通过全国中医考试，职称为中医副主任医师。

作为一名草泽医生，治疗头痛脑热，小伤小病，在平凡的事业中也有过红火之时，每得到患者的认可和感谢，都有一种幸福感。现年过古稀，颐养天年，全心修身养性。为增进中华民族传统文化之自信，余意将业医点滴体验书录，以尽微薄之力，用近一年时间成书。由于水平有限，书中若有不妥之处，敬请批评指正。

王德润

2017 年 10 月

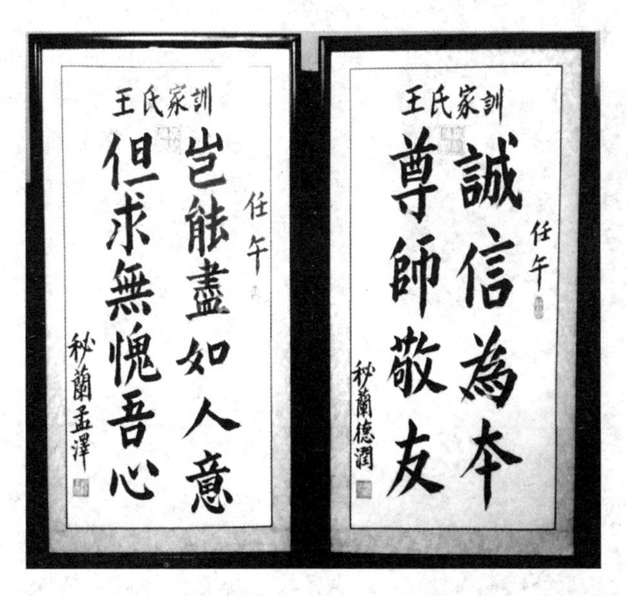

诚信为本　尊师敬友

岂能尽如人意　但求无愧吾心

王氏家训

王氏家训由先祖父立于壬午年（1942 年），彼时家境如日中天，二子事业隆起，又有俩孙，为济世长久，要子孙世代相承。要认认真真地从事，老老实实地做人。要尽其力、用其心、问心无愧，信守一生。

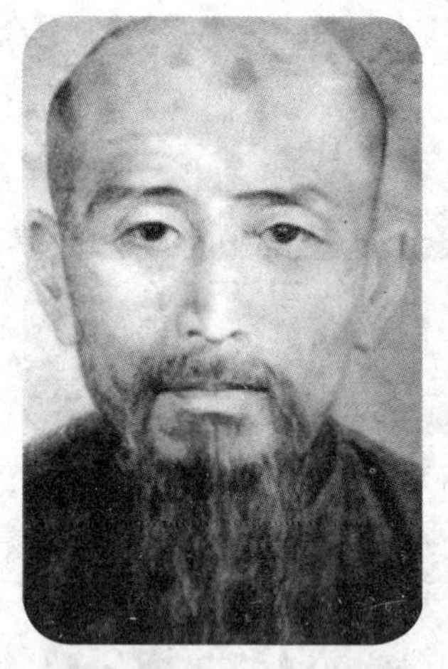

笔者祖父，王楷（1895—1969），字书田。一生从商，曾开设中药铺——济仁堂，百货商店——利丰号、泰丰号，饭馆——汇丰饭馆。曾是北京市东单区（现东城区）人民代表，为工商联合会成员。

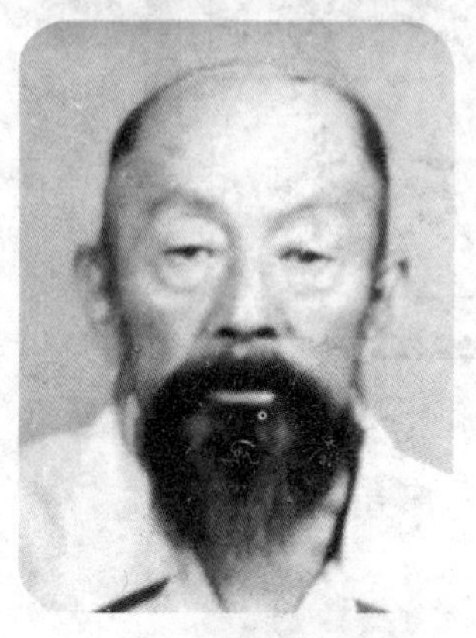

笔者父亲，王俊岐（1916—1984），号凤鸣。一生业医，擅长脾胃病、针灸，师从白云峰先生。

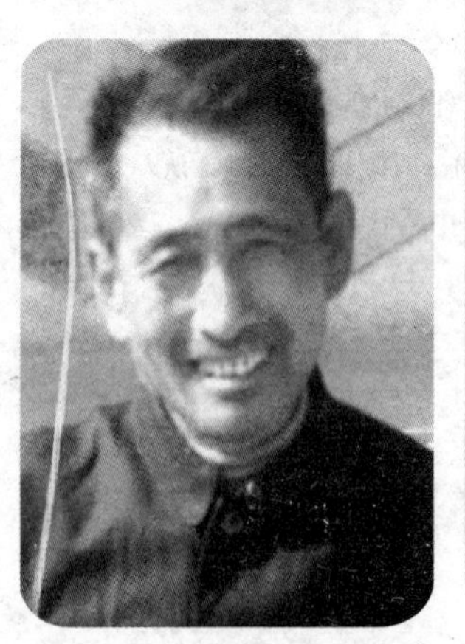

笔者叔父，王俊岩（1921—1988），号峰兰。擅长针灸，后改行拜师学艺，专攻鲁菜系。

目　录

庭训篇 …… 1
学医先识药 …… 1
大夫手，生意口 …… 3
读书论 …… 6
四梁八柱论 …… 9
煎药论 …… 11

医话篇 …… 14
慢性病顾护胃气 …… 14
肝病治脾 …… 17
祛邪务尽 …… 18
患病无实言悟 …… 20
脐疗法和捏脊疗法 …… 22
一、脐疗法 …… 22
二、捏脊疗法 …… 24

临证篇 …… 25
内科疾病 …… 25
一、咳嗽 …… 25
二、哮喘 …… 28
三、胃脘痛 …… 31
四、头痛 …… 36

五、眩晕 …… 40
六、不寐 …… 44
七、郁证 …… 49
八、阳痿 …… 52
九、腹痛 …… 57
十、腰痛 …… 62
外科疾病 …… 65
一、乳痈 …… 65
二、丹毒 …… 68
三、带状疱疹 …… 71
妇科疾病 …… 73
一、月经先后不定期 …… 75
二、经前紧张综合征 …… 76
三、痛经 …… 77
四、闭经 …… 78
五、妊娠恶阻 …… 79
六、先兆流产 …… 80
七、产后关节痛 …… 81
八、产后抑郁 …… 82
九、胎动不安 …… 83
十、不孕 …… 85
儿科疾病 …… 86
一、发热 …… 88
二、咳嗽 …… 90
三、厌食 …… 94
四、嗜异 …… 97
五、遗尿 …… 99
六、肾炎 …… 102
七、湿疹 …… 104
八、泄泻 …… 107

九、夜啼 …… 109

方药篇 …… 111
小柴胡汤的临床体验 …… 111
逍遥散的临床体验 …… 120
二陈丸（汤）的临床体验 …… 130
验方杂谈 …… 136
一、成药新用 …… 136
二、药酒 …… 137
三、外用药 …… 137
四、王氏小儿健脾化食丸 …… 138

养生篇 …… 139
老年养生 …… 140
一、老年人健康标准 …… 141
二、老年人养生宜忌 …… 142
王氏三代养生法 …… 143
一、祖父之养生法 …… 144
二、父亲之养生法 …… 144
三、笔者之自养生法 …… 144
中老年夫妻的“性”和谐 …… 146
一、性生活的意义 …… 146
二、适度性生活需要和谐相依 …… 148
三、慢性病患者如何过性生活 …… 148
四、提升“性”福生活的方法 …… 149
王氏健身十八法 …… 152
王氏床上八段功养生法 …… 157
一、八段功的手法运用 …… 157
二、八段功的具体做法 …… 158

庭训篇

庭者，堂阶前也，不出门户。训者，说教也、导也，顺其意以训之。

历代医家子承父业，后承祖业，均要体现出独门独技，以望长盛不衰，是传承的理念之一，充分地体现了中华民族传统文化的特色。它是几千年来中医在民族繁衍，并与疾病做斗争的有力保证形式之一。中医的特色是要口传心授，需要有悟性，并非读几本书就能全解，也并非上了几年学就是一名合格的医生。中医和西医有根本的区别，不能合二为一，并非你强我弱、你先进我落后的简单评比。

学医先识药

历代医家论“用药如用兵”之圣言，是中医特色的体现。中医中药是一家，学医先认药乃是笔者祖父的主见。他让两个儿子在十五六岁时去药铺做学徒，不允许他们在自家药铺干，认为那样不会得真传实学。在两三年的学徒实践中，父辈们白天干活，晚上在店中学习《雷公药性赋》等，不能够回家。祖父坚信严师出高徒的理念，不仅不让儿子依靠父辈关系，反而要求老师傅要更加严格要求，做到多干活、多识药、多读书。药铺是前店后厂的方式，即前面柜台接待顾客，抓药、卖药，要求工作人员具有一定的理论知识。从抓药可一步步升到二掌柜、大掌柜的位置，掌柜是药铺的门面招牌，接待来客问病买药，答复一些咨询事项，并完成抓药后的药方核对工作，相当于前柜的主管。后厂的负责人称“刀头”，对中药有丰富的经验，负责管理药物和加工，并负责对徒弟们的培训工作。学徒到前柜前要读《汤头歌诀》，即要求其有一定的学识基础才能胜任前柜的工作，要不断地聆听师傅对药方的讲解，为今后业医打下一定的基础。药铺掌柜有丰富的经验，接过药方一看就能识别大夫用药的特点，辨出大夫是“脾胃派”“滋阴派”等。父辈们在药铺学徒三年均提高了学识，为“博采众方”奠定了基础。

医药不分家，前辈医家大多自家有药铺或是开方后到固定的药铺抓药，这对保证疗效及诊疗安全极为重要。少年时期，笔者见到药铺每个药斗中都有一个小标签，上面印有药名、产地、功效。抓药时每包内都要有此药的标签，让人一目了然，每味药包一个小包，有须先煎、后下、冲服、包煎等要求者，要在包外写明；最后摆放成一个底大上小的方形，用大包纸包，大包上面把方子叠好，放上药篦子，用纸绳捆好交给顾客。煎药前病家打开药包可一一核对，不但保证了用药安全，也体现出诚信这一中华文明的特色。

医学是经验的总结，医学理论只要能指导临床、治好病就是真理，不论中医还是西医。中医临证用药，有的清新轻灵，有的大刀阔斧，有的用药简练精悍等，确是“异曲同工”，能收到“殊途同归”之效，这正是中医别于他医的特色之一。所以说中药就是中医的千军万马，用兵既要掌握军事原则，又要精通军事艺术；既要熟读兵书，用兵有法，布阵有方，又要机动灵活，出奇制胜，变化无穷，这样才能达到“用兵如神”的境界。中医用药，强调辨证论治，对症下药，恰似用兵，既不能死搬教条，固执成方，亦不能头痛医头，脚痛医脚；既要讲原则性，又要有灵活性，但“万变不离其宗”，这个宗旨就是辨证纲领，审证求因。中医的辨证论治具有科学性和艺术性相结合的特点。

小时候先祖给笔者讲过一个故事：

有个伤寒病人去看病，医家开的方中有一味麻黄用量一钱，病家到一个小药铺去买药，刚好掌柜不在店内，一个小学徒给抓药，一拉麻黄药斗是空的，他为了这档生意，自己就到后面把凉席剪下来当麻黄，其形状似麻黄样。病人吃完一付药（医生一般开一付者多）后不见效，发烧更重了，又去医生处看病，医生觉得麻黄量小而改为二钱，病家再去抓药，药铺还是没有麻黄，上次那个小学徒再次私自按前法做。病人吃药后病情仍不好转，再次找大夫，大夫也觉得奇怪，便又将麻黄改为三钱。病家再次抓药，这次小药铺麻黄进货了，另一个小学徒照方抓药。病人服下后便大汗亡阳了。

这虽然只是个故事，但给笔者留下深刻的印象。医生、药铺都要以诚信为本，济世救人，药绝不能有假，用假药或以次充好绝不允许。医生治病必须认真遵守辨证施治，要知常达变，不可墨守成规；要做到活法方中有活法，奇方之外有奇方。

药有寒、热、温、凉四性，酸、苦、辛、甘、咸五味，升、降、沉、浮之能，这是药物的性质决定作用趋向而言。如果没有一定时间的接触、学习、实践，怎能较为正确地运用。理、法、方、药具有其独特的体系，学医之始先明药性，悬壶之前，熟背汤头。

医者要严遵古训，在知识的海洋中尽力吸吮营养，深信学无止境，“博览群书，广收方药”地丰富自己。人无完人，业医总会有认不准的证，治不好的病，要养成认真总结的良好习惯，只有总结才能提高，达到认认真真地诊病，老老实实地做人，济世救人，以德为本，以技为先。

“汤者荡之，丸者缓之”，中药的汤剂是中医治病的重要手段，体现了医者底蕴及“中医的奥秘在于剂量”的真谛。“药有个性之长，方有合群之妙”，这正是中医药博大精深，与西方医学不同之所在。

大夫手，生意口

先祖父在笔者痴迷中医古籍、心向杏林志向日益强烈之时，很郑重地与笔者谈心，要想做一名中医大夫，必须有很好的文化底蕴，要有孜孜不倦的读书习惯，学无止境；三坟五典要攻读，重要章节要反复地读，必要的要背诵。

要做医生首先要练好字，要字体工整写好脉案，开出的药方让人一目了然，从字体上表现出你的底蕴。处方工整，抓药时才不会出现差错，要保证疗效，以取得患者和家属的信任。

“三人同行，必有吾师”，圣人之训，要牢记心中。不要以自家自居，不要有门户之见，要不耻下问。任何一位同仁都有自己的独到之处，所以要尊重、尊敬别人。只要人家告诉你一味药物的用法和体验，他（她）就是你的老师，要终身尊敬和感谢。要守“一日为师，终身为父”的古训。特别是药铺老药工，他们经多识广，渊博的经验永远是学不完的。要“勤求古训，博采众方”。

大夫的手要平脉、书写病案、开处方，要审证求因地为患者解除病痛，这些都是大夫责无旁贷的。可以说，患者的希望全部寄托在大夫手上。手表现出医生思维、学识、责任和信心。临证所示四诊八纲，排兵布阵一切都会表现出来。要口勤、手勤，有爱心，全力投入，细心为患者解除病痛，才是为医之道。

生意口，商者之道，是以诚信为本，货真价实，童叟无欺，服务于顾客。经商者求人脉、回头客，以兴隆为目标，才能永立之。医者也要遵其之道，对患者要热忱，对待每个患者要做到不分男女老幼，不问其家境，不看其体表装饰，是病家就要认真负责地为他们服务。有问必答，有求必应，用真挚的态度、精湛的医技为患者服务。

诚信，是医者认真负责、真诚实意地用自己的学识、智能为患者解除病痛。患者求医时医者要认真听取其陈述，要认真观察、平脉，通过四诊的详察才能做出正确的诊治方案。详细向患者解释，使其提高抗病信心，增强对医者的信任，医患合力定会取得好的成效。切勿处事潦草，敷衍了事，武断专横，轻率地决定处理。更不可大包大揽，拍胸自吹，做不可一世之状。

态度决定医者城府。20世纪60年代中医儿科前辈祁老，名噪京城。一对夫妇带子从西郊进城来请祁老诊治，祁老详问病情，认真细致观察孩子的情况，开了一方请家长认真煎药，合理喂养，小儿泄泻自会康复。家长取药时发现三付药才七分钱，心中甚是疑惑、不满，去责问祁老，“大夫您这不是开玩笑吧，七分钱药能治我孩病程半月有余的病？挂号费三角钱，来往车费四五角钱，这怎么解释得通呢？”祁老听后微微一笑，和蔼地回答：“你们回去好好地吃药，认真地护理，孩子脾胃调理得当就会好的，务请放心吧！”“兵在精而不在多，将在谋而不在勇”，祁老大医也。患儿三付药未尽，病愈而欢。此情，家长倍受触动，又带全家登门叩谢。

古训：“凡大医治病，必当安神定志，无欲无求，先发大慈恻隐之心，誓愿普救含灵之苦。若有疾厄来求救者，不得问贵贱贫富，长幼妍媸，怨亲善友，华夷愚智，普同一等，皆如至亲之想，亦不得瞻前顾后，自虑吉凶，护惜生命。见彼苦恼，若已有之……如此可为苍生大医，反此则是含灵巨贼。”医者以诚信、医技、医德为疾病者解除病痛，济世救人是医者之天职。“世有愚者，读方三年，便为天下无病可治；及治病三年，乃知天下无方可用，故学者必须博极医源，精勤不倦，不得道听途说，而言医道通已了，深自误哉！”所以学习的人一定广泛深入地探究医学原理，专心勤奋不懈怠。绝对不能自夸其口来做愚医，要做一个德艺兼优的医生，堂堂正正、不卑不亢，诊察疾病，详解病状脉候，要一丝一毫不得有误，处方用药不能有差错，这才是医生仁德之举。切不可因人有钱有地位，任意给开珍贵的药物，以此来炫耀自己技能。切勿宣扬“××药，每天两口，大病喝走”“××药，每天两口，健康长寿”。

读书论

中医药书籍之多，浩如烟海，是中华民族文化瑰宝之一。“读书破万卷，下笔如有神”。历代医家均以博览群书，搜罗百氏，孜孜不倦，达到运用自如、巧夺天工的境界。

先祖父广结医药界挚友，深受启发，要求两个儿子多读书，以《药性赋》《汤头歌》《医学三字经》《濒湖脉学》为入门必读之书，一定要背熟，绝不能含糊。然后习读《医宗金鉴》，要求卷不离手，必须下苦功，有一定基础后再拜师学艺。为此，家中备有四套《医宗金鉴》，先祖父在休闲时经常翻阅，先父与叔各有一部天天攻读。此书出于清代太医院院判之手，共九十卷，其书名为乾隆帝钦定。内容丰富完整，论述精辟，有叙说，有图谱，有论证，有验方，便于记诵。我们三代人对此书崇敬拜读，学以致用，经常一起切磋、探讨，笔者以听学为主，受益匪浅。此书陪伴笔者六十余载，时常翻阅现有的一部以示欣慰。

读书要念，反复地念，以加深记忆，重要的章节要抄写，以更牢地加深记忆，不会轻易忘掉。

读书要写，即把书中的重要章节、特殊体会抄写，形成一种习惯，以利提高自己认识。20世纪60年代，笔者在图书馆发现了《医学衷中参西录》一书，当时书店无中医药书籍，便用外借证借出，于灯下抄写书中的大部分内容，深受启发，对笔者影响极大。

笔者读各医家之临证医案，常分类聚在一起研读，比如眩晕一证，把症状、辨证、治法、方剂等一一比较分析，找出病症、用药的共同与不同处，然后分析、领悟，进而提高为我所用。其中的不解之处，再去找前辈领教。

读书记笔记。读书、听讲座、读杂志等时要记笔记，与前辈闲谈有关学论也要及时地补记笔记，以利提高自己。多读、多写、多记、多问，“敏而好学，不耻下问”。

笔者经常随父去师爷家，聆听师徒的交谈对话，内容均是《医宗金鉴》，留下深深的印象。师爷为患者诊治的细致入微永记笔者心中，他总是态度亲切地听完患者的陈述，从不打断，然后认真仔细地平脉，并不断地抬头观看患者的表现，再提起毛笔详细书写病案，把病情和诊治用药一一向患者和家属讲解清楚，最后把煎药方法、服法及注意事项全部交代清楚。使患者倍感医生的认真、负责，从而心情愉悦，对医生信任，为疾病的恢复奠定好基础，达到药到病除。

患者就是一本书，要读好他，从中悟出“博览与精专”的深意，获得成功的诀窍。每天看过的患者，到晚间要一一回顾，仔细分析，重要的病证要用笔记下来，以便及时总结经验，带着问题再去读书，写出读书笔记以备记忆，指导于临床。

读书需求意境，人与纸、字与心在意境里交流，忘我而惬意，实在是一种独特的且不可言说的享受。医者要在学习上下功夫，熟读精思，反复研讨，终生受用不尽。

业医者要在学习上下功夫，欲达左右逢源，触类旁通，必要深钻自学，学无止境。学是方法，习是反复实践，融会贯通。病有千端，法须万变，要学识渊博，有胆有识，济世救人。从医几十年中，多有病家祖孙三代都求诊于己，那是检验笔者学习成果、医技成效的机会，是“中医认人”的体现。

书是前人智慧的结晶，是智者真知灼见的积累。读书是学习经验，吸取教训，在别人思想的帮助下，建立起自己的思想。多读书、多学习、多求经验，才能丰满自己，在杏林之中有立足之地。

“只有状元徒弟，没有状元师傅”之谚语，说明自修自学何等重要。业中医者，要熟读古人书，方悟天下事。选读经典著作，参学名家学说，为学者当务之急。必要的章节条文要熟记在胸，常用方剂，其歌诀要背熟，“背熟汤头歌，中医学会一半多”。在临证中要及时总结经验和教训，虚心学习，取长补短，才可不断提高。“熟读王叔和，不如临证多”。理论、实践，循环印证，才能不断提高，也只有这样，才能由不知到知，由知之不多到知之甚多，以致娴熟而精。由于时代的变迁和科学技术的发展进步，在对疾病的认识和命名上，现代与古代有着较大的差异，故要悉心体察才能做到古为今用，延伸中华文化。走自己的路，让现代科学技术为中医药的发展服务，通过实践验证，创立科学的理论方法，以发扬光大中医药学。

医学需要创新，临床医生要严谨从事临床，细心处理病证。通过无意识的发现、有意识的重复实践，往往多有收益。随时随地学习请教，就全靠“留心”二字，通过反复实践，处处留心，直到把规律性的东西抓住，只有这样才能逐渐形成自己独到的见解，达到创新的地步。留心达到创新，创新来自留心，这一切都要悟性、灵性，随时记录在案，随时提示自己。

切脉虽在四诊中排在第四位，但在临床极为重要，不可轻视。切诊的体验通过口传，更要自己临床反复实践揣摩、细心品味才可慢慢提高。凭脉辨证，此言其常，舍脉从证乃言其变。四诊合参是中医特色的体现，中医治病绝非问病用药，更不能平脉时一按即了之。为医者，必要有耐心细致、认真负责的医疗作风，不分贵贱亲疏、一切为救死扶伤的高尚医德，“大医精诚”要时记心中。

《濒湖脉学》:“滑脉为阳元气衰，痰生百病食生灾。上为吐逆下蓄血，女脉调时定有胎。”年少念此处时家长告知凡遇女人在十三四岁时出现滑脉必当细心全面地问及月经情况，切切不可大意！初涉杏林，一次祖孙三代四人聚在一起研讨时，笔者请教滑脉“女脉调时定有胎”时，如何辨其怀之男女孩。均告之左脉滑盛为男，右脉滑盛为女。业医多年，此在心中时时涌现之，留心观察体验并不明确。笔者悟男子以肾为根本，肾主骨生髓；女子以肝为根本，肝养血，女子以血为本。胎儿也应其本为生之，故母脉应有体现。母若孕为女，则肝脉之象应显重，肝血同用之意；为男，则尺脉象应显重。

在计划生育时代，国家三令五申，中医平脉及做B超不能告之孕期男女。本科同仁求笔者诊脉，曰“女”，她言：“刚做完B超，告之男孩。”后生一女，现居国外。笔者多年来只为亲朋好友而为之，共计28例，只有一例不符。录出以同道评之。

四梁八柱论

先祖父虽非出身文墨之家，但博览群书，知识甚广，善于经商，又酷爱医论，广结医药之友。遵从孔圣，教子有方，谆谆教诲后辈，欲救人而学医则可，欲谋利而学医者不可。于壬午年春（1942年）立家训之“诚信为本，尊师敬友”“岂能尽如人意，但求无愧吾心”，以资励子孙后辈做人立事之本。业医就要以病人为先，以头等大事为之，只要病人所求必须全力以赴，用尽个人之所能，责无旁贷。学无止境，医者总会有认不准的证、治不好的病，但要遵从“勤求古训，博采众方”之训，要审证求因，要具有广识和医理内涵。

古建筑的“四梁八柱”是为使房屋巩固延年，以经受住外界环境的撼动。而医者诊治病人，用方用药就必须依据理、法、方、药及四诊八纲的详细记载，切不可简单从事，必须要有理、有节、有据地如实陈述、记录在案。既可及时总结治疗经验，又可以防备不必要的争议；既对病人负责，又可医者自我保护。业医者，不能口懒，问诊一定要全面，病情分析要透彻，交待病情要清楚，处方用药要讲清楚。如何煎药、服药，护理、禁忌等要交待清楚，绝对不能图自己省事。手要勤，字要写工整，病案记录全面到位，处方药味要写清楚，防止意外情况的发生。房屋的“四梁八柱”与医学的“四诊八纲”均为中华文化之瑰宝。四诊是中医诊察病情的手段，八纲为阴、阳、表、里、寒、热、虚、实，是分析疾病共性的辨证方法。

用医理指导临证，又通过临证充实医理，把医理和临证结合起来，才能不断提高医疗水平。

1994 年夏，某单位领导派人到医院反映给病人用药过于昂贵，质疑给病人开安宫牛黄丸，认为医生用药有过错，要给个说法。当时笔者接待来者，首先言明我们医生对待病人是一贯负责的，开药医生的医疗水平也不错，对任何病人就诊都是平等对待。查阅该医生记录的病历，非常完整详细，患者两年前有“中风”，现状头晕目眩，头痛，肢麻无力，血压 200/98mmHg。治法：平肝潜阳，息风豁痰；方药是镇肝熄风汤加减化裁，中午服用安宫牛黄丸一丸，并注明如有不适，请随时就诊。安宫牛黄丸功能清热解毒，豁痰开窍，这位医生做到了对症下药。医生诊治的全过程也是非常合理，用药确切，无疑虑不妥之处。医生的检查、诊断、治疗和用药是正确的，均符合规章制度，至于药费问题不为医生所为。最后此来访者也无其他怨气可言。

另有一位医生治瘰疬乳癖患者，用药为柴胡、白芍、枳壳、瓜蒌、海藻、甘草，服三付药后，症状减轻，又以前方从之，在诊疗手册只写出瘰疬乳癖。病人家属到药店去抓药，药店说这方子有问题，有“十八反”怎么能服用。家属一听急忙找医院闻其究竟，而且情绪激动。笔者与其详解内情。海藻反甘草，两者不能同用，属于“十八反”范围，并已成为中医处方用药必须遵循的原则。但是历代医家也有不被古说所束，大胆地用海藻与甘草配合治病的。像李东垣治瘰疬马刀就是用海藻和甘草，这在《本草纲目》中有详论；在《疡医大全》的“内消瘰疬丸”中也有海藻与甘草。历代医家对“十八反”有一定的认识而谨慎用于临床。此病人已吃了三付，收到一定效果而没有不良反应；另外处方中海藻用 10g，甘草用 5g，说明大夫用药也很注意。药店的人也没错，他是只记得“十八反”“十九畏”的古训是必须规矩，医生没有及时向患者讲清楚也有一定的责任，但他完全是全力以赴为治疗疾病而投入。

家属听完后满意，继续服药治疗。笔者又到药店找到卖药的人进行沟通交流。希望医药互相学习，相互沟通，为患者更好地服务。病案书写不全面，没有向患者说明情况，没有将“四梁八柱”的启示运用其中，是医生的责任，要将深刻的教训牢记在心，小心谨慎，认真负责。

煎药论

煎，即把药加水煮煎。“汤者荡之，丸者缓之”，中医诊治用药都以汤剂为主，煎药是保证疗效的重要措施。方药中的煎法（先煎、后下、包煎、烊化）都要标清楚。煎药需要的时间、火候及服法、注意事项均应一一告诫患者及家属，医患配合才能达到更好的疗效。

煎药容器：用砂锅、砂壶、搪瓷锅或不锈钢锅，忌用铁锅、铝锅。煎药容器用前一定要清洗干净，不能有药垢。若有药垢存在，投放新的药物煎煮时，药垢会被重新溶解，可干扰或降低药效，甚至会贻误病情。每次煎完中药后，药渣倒尽，把容器清洗干净。

煎药前，药物要用冷水浸泡，其中花、茎、叶多者宜泡20～30分钟，根、果实、种子类药物宜泡50分钟。若有先煎药，应先另泡20分钟后煎20分钟再下群药煎煮。浸泡后煎煮时，加水量一般要超过药材面2～3cm，二煎加水量以没过药材表面为度。

煎煮时间：一般用武火煎至开锅，再用文火煎煮，时间从文火开始煎煮算。一般解表药，头煎10～15分钟，二煎10分钟；滋补药，头煎30～40分钟，二煎25～30分钟；一般药物，头煎20～25分钟，二煎15～20分钟。医者根据病情和方药内容要酌情交待清楚。

服药方法：将头煎药和二煎药兑在一起，共400mL左右（一纸杯约200mL），一般分两次或三次服用或根据病情而定。

要与饭隔开半小时以上服用为妥。小儿用药，应根据孩子的情况灵活服用，每次 10mL 左右即可，要少量多次给药。小儿用药宜求药精、味简、效锐。

医者必须向患者详细说明，细心指导，这是确保疗效的必要手段。前贤者，一病一方，一剂一煎是中医的传统。一剂药，一锅煎，才能充分煎出药物的有效成分，煎出方药所要的收效。机器煎药要求最少为五付药，而且不遵从先煎后下的特定，煎药时间相对要短，使许多药材的有效成分未能充分煎出来，有的或已挥发，对疗效会有一定的影响。

先祖父有一挚友，专治妊娠恶阻，方用橘皮竹茹汤加减化裁，最多服用两付药即愈。但药须由他本人亲自煎煮方能有效，病家自煎药效就一般，此已成为独门独技。其煎法是将竹茹拿出来，群药先浸泡 30 分钟，文火煎煮 10 分钟后下竹茹，煎煮 5 分钟后下生姜，再煎煮五分钟即可停煎；二煎药煮 15 分钟，到第 10 分钟时再加生姜两片。两煎药兑在一起分三次服用，一日三次。生姜、竹茹为呕家之要药，生姜性温味辛，煎久易失力。由此可见，煎药的过程要体现出药物特性的发挥而决定疗效。一般解表药中均加生姜三片，头煎药加两片（后下），二煎时加一片（后下）即能更好地发挥作用。

有一同仁已业医五载，曾接诊一患者拿着诊疗手册讲："我咳嗽，一年前吃王大夫三付药，药未服尽即病愈，这次咳嗽和上次一模一样，请大夫给诊治。"同仁接过详审，平了脉，原方未变照样开了三付，自认为一定会有效，结果复诊时吃完药仍未解。后问余之原因何在？笔者认为有以下几种：一是只听患者口述情况与诊疗本书写基本一样，而没有仔细运用四诊详察，凭印象主观行事是不妥。二是没能详细地为其讲解如何煎煮、煎药时间和服法。三是如果患者只求你抄方，那么一定要看清处方中有无不妥之处，如超量或反药等，应将这种情况和患者交待清楚并谢绝抄方；如果是本院本科医生经手的方，给抄时要在处方标"抄方"二字，还要加上"不适随诊"

四个字提醒。四是中医治病依据的是审证求因、辨证论治的法则，没有专一的方药主治专一的病证；不能像西医那样，比如炎症，都会一致用某种消炎药为之，这就是中西医的不同特色。做医生者要博采众方，但不能生搬硬套，“师古而不泥古”乃前辈铭训，应严守承之。

医话篇

医话，即医生的书面之言，它是中医论述文章的重要体裁之一。其内容极为广泛，不拘一格，以随记的形式，录载医者自家学习、实践所得的深刻感悟。可有成功的纪录，也可有经验教训，乃至趣闻轶事等均可提笔为文。

余将所经历的四则笔录于下，以飨同道。

慢性病顾护胃气

——给名门后人诊治有感

20 世纪 80 年代初，正值冬末初春之际，诊室外坐着一位身着军大衣，手提蓝布书包的女士等待就诊。等进诊室坐下后说："医生好。"笔者抬头看是一位消瘦矮小的老人，面貌似熟悉，忙问："您叫什么名字？"她平静地说："毛 ××。"听到这个名字后心中暗惊，"她怎么找我来看病呀！"

接着她开始叙述病情："我病了很长时间了，一直是心烦不乐，吃不下、睡不安，时而肚子胀满，大便时干时稀，尿时多时少，全身乏力，有时还头晕耳鸣。难受一上来时什么都说不清了。我看了许多大夫，如中医研究院、北京医院等（均是京城名医前辈），吃了许多药，效果都不太满意。听别人介绍你看病不错，我在诊室外坐了很长时间观察，听他（她）们的反应很好，你是一位中年医生，承上启下，会有新的见解，所以来求诊于你呀。"

证候：脉象沉弦细，尺弱。舌淡苔薄白腻。呼吸气略粗，口中有味。辨证：脾虚肝郁，运化失调，热蕴中州。将脉象、诊断告诉她，征询她的意见，她答道："好，我听从你的安排。”

治法：调和脾胃，清热解郁法。

处方：青蒿 6g，黄芩 3g，山药 5g，茯苓 5g，白术 3g，内金 6g，枳壳 3g，甘草 3g。

水煎服三付。嘱其将药浸泡 20 分钟，煎药时煮开后文火煎 20 分钟；二煎药煎 15 分钟后，与头煎药兑在一起分三次服，每日服三次。

她接过方子后仔细看了一遍，言道：“大夫，我不能吃黄芩，吃了就拉稀；茯苓，也不能吃，吃了它尿就多；山药，吃了胃会更胀满。”此时，有必要向她解释清楚了。依据其临床症状及脉象、舌体之况，四诊合参，属于脾虚肝郁，运化失调，热蕴中州之证；源于情志不遂，久郁热生，肥甘厚味，脾胃乃伤。脾胃为后天之本，肝主疏泄，相互影响而为病。拟方是遵从古训，君臣佐使，方有“大、小、缓、急、奇、偶、复”之形，用药如用兵，而简、便、验、廉之方更是中医的特色。黄芩，性寒味苦，归心、肺、胆、脾、大肠、小肠六经；功效为清湿热，泻肺火，善于清上中焦的湿热。一般用量为 3 ～ 10g。凡脾胃虚寒、无湿热实火，脉象迟小弱者不宜用黄芩。然其乃脾胃运化失调，肝有郁热，用之不会出现便稀。况且又与青蒿为伍，是蒿芩清胆汤之主药，青蒿的芳香，能振动脾胃清阳之气而化湿热，药虽苦寒不会伤脾胃。茯苓，其性平味甘淡，入心、肺、肾、脾、胃经；功效为补益脾胃，渗湿利水，善安心神。一般用量为 3g 以上，况且淡渗则膀胱得养，肾气既旺，即益肺于上，又补脾于中。又有白术、甘草相伍，更有健脾益气之功，是不会出现她所担忧的尿行多之象。山药之性平味甘，归脾、肺、肾；功效为补中益肺，固肾止泻。山药原名薯蓣，本属食物，为药之上品。古人云：“凡上品之药，法宜久服，多则终身，少则数年。”方中尚有枳壳相伍，是不会出现脘腹胀满的。

医者处方有“君臣佐使”之距，药物经过一定原则配伍组方，既能相辅相成，提高治疗效果，又能相互制约，调其胜偏，制其毒性，缓和或消除不良反应。经过耐心细致地讲解后，她欣然接受。再次叮嘱其要保持平静心态，按时服药。她高兴地说："谢谢你的一番话语，我很满意，一定遵从你的医嘱，保持愉悦心情，认真去煎药、服药。"

二诊：服药后症状减轻，她高兴地说："没想到服了你开的药还真管事，我觉得舒服多了，自己也有信心了，心情也愉悦，找对门了。"根据她的脉象、舌苔，其湿热尚存，效不更方，原方中加藿香5g，意在芳香化浊，醒脾开胃。嘱其煎药法同前，藿香要后下，群药文火煎15分钟后下藿香再煮5分钟。由于她心情舒畅，还讲了一些革命家史，值得敬仰和崇敬。

三诊：诸症悉除，时而有痰，上方加陈皮5g，半夏3g。之后又高高兴兴地讲述许多经历，使笔者深受教育，在那战火纷飞的年代，是他（她）们用生命与青春换来百姓今日的平安生活，所以我们也要知足常乐，用自己的努力报效国家。临走时她高兴地讲："我会记住你的，以后会好好地感谢你。"

三个月后，她精神抖擞地来到诊室，说恢复得很好。不管是回湖南老家还是去华东等地走走，身体全能承受。希望笔者能再帮忙调理一下，并带来老家的茶叶以示感谢。依据其脉象沉细、舌淡苔薄白，法以调理脾胃。处方：山药6g，扁豆5g，白术3g，内金5g。三付，水煎服。

医者，济世救人，必遵"大医精诚"之训，凡就医者一视同仁，有问必答，有求必应。在临证上不论何种慢性病，凡食欲不振或腹胀便溏者，必须要调理脾胃，要时时顾护胃气。山药为最佳之品，其归脾、肺、肾三经，具有健脾胃、补肺肾之功效。依据先天与后天相互资生之理，治脾不忘肾，山药全面具备，其性平和，不寒不燥，脾肾兼顾，能收到事半功倍的效果。

肝病治脾

——给某司令员诊治有感

1981年秋，此病者与前者为壁邻，住某医院，诊断为肝癌。其严重浮肿，对症治疗三周罔效。经介绍要求服用中药，但笔者认为不能在此种情况提供诊治，婉言谢绝。但家属等人提出：医院方面他们负责协商，且已征得同意；只求服中药消除浮肿，其他均按医院的方案治疗；此次诊治是以私交而为之，绝对不会引起任何麻烦，开方后自家去院外取药，自己煎煮再服用。遂答应为其诊治。

病人年近六旬，体态尚可，活动自如，精神爽朗，对答如流，思维敏捷。

证候：腹大如鼓，双肢肿胀，压之凹陷，纳食一般，胸胁胀满，时有太息，溲赤便溏。舌淡红，苔薄白略腻。脉象沉弦细，尺弱。

病机：肝气郁结，脾虚湿阻，水湿泛滥。

治法：疏肝健脾，益气行水。

处方：柴胡10g，白芍15g，枳壳10g，茯苓皮10g，腹皮10g，茯苓10g，白术10g，冬瓜皮10g，陈皮10g，甘草10g。

水煎服，五付。嘱：群药浸泡20分钟，煮沸后文火煎15分钟，两煎药兑在一起分三次服，日服三次。饮食清淡，少肥甘厚味；服药后浮肿无效，另请他医。

二诊：服药后浮肿减轻，纳可便调，脉象沉弦细，舌淡苔薄白，方用柴胡疏肝散合五皮饮加减合拍，效不更方，继以前方加藿香10g，芳香化浊，醒脾和胃。车前子10g，意在通利小便，行肝疏肾，利小便而不走气。

三诊：浮肿消退，精神爽悦。此时病人夫人言："现在病人比较正常，我想带他去上海治病，能否再开有效方剂保证病人途中安全。”笔者曰：“若不是毛某引荐，我是不可能接诊的，我承诺只治浮肿，如今已获效，目的已达到。今言之事只能由医院解决护驾，本人无能为力。”

见肝之病，知肝传脾，当先实脾，方用柴胡疏肝散加减，意在调气疏肝，解郁散结，肝气郁结，不得疏泄，气郁导致，脾失运化。本方特点在于疏肝理气为主，疏肝之中兼以养肝，理气之中兼以调和脾胃。合伍五皮饮加减以行气化湿，利水消肿。茯苓与茯苓皮合用，既补益脾胃，渗利水湿，更益利水道，消水肿腹胀。冬瓜皮，入脾、小肠经，功于利湿消肿，小便短赤者宜之。白芍养血柔肝安脾。全方共奏健脾理气，疏肝解郁，行气利水之效。治标以护本，合于治肝之疏、柔、养、化，滋水涵木，培土抑木之法才能有所裨益。

医者接诊众多患者，各层人都会遇到，但对病人之病不分高低贵贱，遵示济世救人，只要认真对待，有信心去诊治乃吾辈重要之道。要充分理解，互相包容，但遇到一些不平常的要求不可违意接受，定要以婉转、诚挚的心境完善地处理它，保持好医者的尊严。

祛邪务尽

——给老首长诊治有感

1982年秋，鉴于同仁之故因，去老首长张某宅邸侍诊。其因肺部感染住院十日，出院后仍咳嗽一月有余，虽经多次诊治，效不显著而邀之。

张老年过古稀，满头银发，精神爽朗，一身灰色中山装，足踏布鞋，言语朴实，是一位和蔼可亲的老革命形象，令人起敬。

落座后，老首长详细地讲述了自己住院的全部情况，思维敏捷，条理清楚，把此前的用药记录全部展现，并详细地介绍近一个多月的病情。他说道：“出院后一直咳嗽，时轻时重，没有固定时间，有时咳嗽有点痰，有时咳嗽很长时间又没有痰。有痰时量很少，有时黄色有时白色，偶尔感觉痰略有咸味。我仔细体会到，早晨起床后感到咽干时即刻发生一阵咳嗽，有时身冷时咳嗽，有时身觉热时咳嗽，闻到刺激味时也咳嗽，搅得我心烦急躁的。特请你来为我诊治，向你表示感谢。”

详细地平脉，脉象弦细数，舌质淡，苔薄黄。笔者对老首长解释道：您老住院前系有肝胆郁热，复感风寒而为病。虽然肺部感染得以控制，但余邪未尽，郁热未解故而现咳嗽症状。老首长听言哈哈大笑说：“你平脉非常准确，我住院前因事郁闷，三天后就发病住院。你这位大夫我是佩服的。”笔者向他解释，住院治疗是西医的诊治方法，有西医的理论根据，但中西医的医理是不同的。中医以为风寒之邪入侵，应以疏风散寒，宣肺解表而为之。若治疗不及时或治疗不当，就会造成余邪未清，形成“闭门留寇”之势，才导致咳嗽多日不得痊愈。笔者按中医法则，采用清热解郁，宣肺利咽的治法。老首长欣然接受，忙答道：“好，请你大胆治吧，我深信你的诊治方法。”

处方：柴胡 6g，黄芩 10g，（桔梗 20g，甘草 10g，单包），川贝 6g，五味子 1.5g，桑叶 10g，杏仁 10g，半夏 6g，蝉衣 6g，牛蒡子 10g。

水煎服，三付，自加梨皮一个，鲜橘皮一个，生姜三片。

煎法：先将桔梗、甘草煮 5 分钟后再下群药及梨皮、橘皮，煮 10 分钟再入生姜煎煮 5 分钟即，二煎药兑在一起，分四次服用，每日服四次。嘱其服药时要徐徐慢咽，药后取微汗为佳；忌食辛辣、厚味之品。煮梨、橘皮、生姜冰糖水代茶饮。

二诊：老首长药后觉得轻松许多，身觉时冷时热已除，咳嗽也减轻许多，非常高兴，连声道谢。继以前方加减化裁。

桑叶 10g，杏仁 10g，（桔梗 20g，甘草 10g，单包），川贝 6g，沙参 10g，蝉衣 6g，牛蒡子 6g。仍加梨皮一个、鲜橘皮一个、生姜三片，煎服法同前，服药三付病除。

此案咳嗽之特点在于以咽干、发痒而咳嗽，痒则咳，咳则呛，而持续不断，时而少痰或遇冷热、异味刺激，喉痒而咳。《证治汇补》云："外感风寒，疏散之外，率不可破，殊不知久则传变，变为郁咳。"咳以气逆所致，肺主气，肝为风木之脏，疏泄不及，升发太过，则反侮肺金，故肝气郁结，肝郁化火，火盛燥金，使肺气不畅，上逆为咳。用小柴胡汤清热解郁合桑杏汤加减化裁，桑杏汤功效于邪在肺卫，身不甚热，干咳少痰。方中重用桔梗，此药善能宣泄上焦，为开肺经气分之要药，又为引药上行之要药。《本草求真》曰："桔梗能引诸药上行，又载能以下气。"《重庆堂随笔》曰："桔梗，开肺气之结，宣心气之郁，上焦药也。"桔梗、甘草先煎，提高药物的偏胜之用；蝉衣既宣肺，又平肝。

老首长语重心长地讲道：中医是国粹，孕育中华民族文化的自信，为几千年来民族的衍生提供有力的保障，要很好地继承、发扬中医事业。作为一名中年医生，肩负重任，承上启下，要多读书、多实践、多总结、多提高。

患病无实言悟

刘妪，咳喘胸闷，气短心悸，已有半年之久，曾去多家医院检查治疗，多次住院，病情时轻时重，反复无常，经友人引荐而就诊。

证候：面色晦滞，呼吸急促，口舌青紫，活动艰难，依息心悸，下肢浮肿，纳食不甘，夜寐不宁，便溏溲少。舌体胖色紫，苔黄黑略腻，脉象沉涩细尺弱，结代。

此种情况须详细地询问病史和往诊的全部过程。笔者曰："请把以前去各医院诊治的治疗手册及各种检查记录让我看一看。"回答："没有带。""做过冠造或CT等检查了吗？"回答："医生讲做不了。""为什么？"答曰："记不清了。""那以前吃中药的处方可曾带来？”曰：“没带，吃的什么药也记不清了。”真是一问三不知。怎么办？头一次遇到如此求诊者不能很好地配合并如实地陈述病情。想起了《扁鹊仓公列传》中的“六不治”，遵古训，向病家及家属讲述了病情的严重性，告其应去医院住院治疗。然友人与其又是亲戚关系，言明病人的预后是不好的，还是去医院比较安妥。在其再三恳求下，只能以调和脏腑之法应之。

处方：柴胡5g，当归5g，白芍5g，茯苓5g，白术3g，薄荷3g，甘草3g，生姜两片。

两付，水煎服，日服两次。千叮万嘱告诫病情有变化及时去医院就诊。

服药后友人电话告之，病人服药后有改进，能否再看一看？笔者诚挚地回禀：病者情况复杂，又不能如实地讲述以前的治疗情况，尤其是西医的诊治过程，是供给中医参考的有利依据。前中医的诊治记录也是参学的重要之举，病家全不提供，实在是无能为力。还是西医诊治为佳，绝非推诿，请理解。四日后，友人来电告之，病人去医院途中故去。

辨证论治是中医理论在临床实践中的具体应用，它体现了中医治病的特色。医学理论只要能指导临床、治得好病就是真理，至于通过什么途径，运用什么手段，是可以灵活选择的。中医有很多流派，如经方派、时方派、易水派等，有的用药清新轻灵，有的用药大刀阔斧，有的用药简练精悍等，确是“异曲同工”，能收到“殊途同归”之效。中医用药强调辨证施治，对症下药，恰似用兵，既要有原则性，又要有灵活性。“病千变，药亦千变”，但是“万变不离其宗”，是在宗旨指导下的灵活变通，这个宗旨就是辨证纲领。辨证既是中医治疗学之精髓，又是医者临床经验丰欠之标志，勤学医理，精通方书，识别药物，熟悉药性，方能突出中医特色。治病之难，难于识病机；病机表现有微有著，著者易明，微者难知。临证必须不忽于细，必谨于微。《内经》曰：“诊病不问其始，忧患饮食之失节，起居之过度，或伤于毒，不先言此，卒持寸口，何病能中？”告诫医者诊病时若不先问清病之初起证候，怎能准确地辨认病证。病家闭口不答医者询问，而且一问三不知，应为难于下手诊治，笔者以为此时不能求功，但要向病家及家属讲明情况，切不可大包大揽，顾及个人面子。近年来不断出现的医患纠纷，实是医者吸取之教训，“济世救人”虽为医者天职，然“岂能尽如人意，但求无愧吾心”。

脐疗法和捏脊疗法

一、脐疗法

脐者，肚脐也，中医学称之为“神阙”穴，其特殊性及与全身的广泛联系，是其他任何穴位无法比拟的。被称为“先天之结缔，后天之气舍”；“五脏六腑之本，元气归藏之根”。阙，是君主所居住的宫城之门，“神阙”就是元神的门户。《难经》有曰：“脐为五脏六腑之本，十二经脉之根，呼吸之门，三焦之厚。”神阙穴是任脉上的腧穴，具有温通阳气，健脾和胃，强壮祛病，养生延年的功效。

现代医学研究也表明，由于脐部表皮角质层最薄，屏障功能最弱，药物最易穿透弥散而被吸收，可以有效地改善腹腔、盆腔脏器的功能。

脐疗的方法多依据经典《针灸甲乙经》而来，包括拔罐、药物贴脐、滴脐、敷脐、温脐、压脐、灸脐等法。自古以来此穴禁针。目前最常用的是药物贴脐。

【药物贴脐操作方法】将药物的细末用酒、醋、姜汁等调匀后放入脐内，外用橡皮膏或胶布封盖，使之固定。

根据患者病情、体质等情况而酌定贴敷时间。小儿敷脐两个小时即可取下，同时配合捏脊法。成年人一般要贴敷四个小时，若出现过敏反应即应停用。

【药物贴脐适应证】

1. 高血压

（1）肝郁化火，风阳上扰证：头晕目眩，面红目赤，烦躁多怒，口苦咽干。脉象弦数有力，舌质红。用龙胆泻肝丸醋调。

（2）肝肾阴虚，肝阳上亢证：眩晕耳鸣，少寐多梦，腰酸腿软，遗精乏力。脉象弦细，舌质黯红。用杞菊地黄丸酒调。

2. 冠心病 属于心阳不振，气血失和，运行不畅，瘀血内阻者，用“通心络”和“二陈丸”酒调。

3. 内伤咳嗽 因饮食、情志、内脏失调等导致的内伤咳嗽，用“二陈丸”或“橘红丸”姜汁调。

4. 妇女痛经 用胃气止痛丸加逍遥丸合用，用姜汁调。

5. 小儿疾病 大多小儿服药困难，采用脐疗法易于接受，是一种极好的给药途径。

（1）小儿咳嗽：贴敷用药，解肌宁嗽丸，方出自清《沈氏尊生书》之消风宁嗽汤加减化裁或儿童清肺丸，用生姜醋汁调匀，功于宣肺止咳。若为慢性咳病，用清肺化痰丸，姜汁调。

（2）小儿咳喘：用清金理嗽丸，方出《寿世保元》之清热化痰丸加减，用生姜、醋调，功于化痰止喘。

（3）小儿厌食：用保和丸，方源于《丹溪心法》方，用醋调，功于消食和胃。

（4）小儿泄泻：用香橘丹，方出于《景岳全书》之相橘饼方加减化裁，醋调，功于健脾止泻。

（5）小儿便干：用化食丸，醋调，功于消食导滞。

（6）小儿遗尿：用五子衍宗丸，方源于明《六科准绳》方，功于滋阴止遗。

（7）小儿夜啼：用牛黄抱龙丸，方源于明《古今医鉴》，用竹叶水加醋调，功于清热宁心。

二、捏脊疗法

脊背是人体主要部位之一。脊背正中是督脉循行的部位，总督人一身之阳气，为“阳脉之海”，由腰部入络于肾。肾是人体生命之根本，督脉经气与肾间命门配合，可达内温脏腑、外养肌腠之效。督脉的两侧是足太阳膀胱经，它是十二条正经中分布最广、穴位最多的一经。它分布着人体的全部脏腑俞穴，如肺俞、心俞、肝俞、脾俞、肾俞等，是调控脏腑气血之功能的关键穴位，对治疗有关脏腑疾病有着极其重要的作用。“气是血之帅，血是气之母，气血畅通，百病不生”。捏脊，正是通达全身气血的最好方法。

捏脊指按摩提捏脊柱两旁，背脊的正中线和膀胱经上的皮肤，通过刺激穴位，达到补脏腑、祛百疾的方法。尤其是对小儿，此法易于接受，依次用轻、重、缓、急之手法更会增加治疗效果。

【操作原则】由轻到重、由慢到快、由浅到深、由表及里。

【操作手法】受术者俯卧床上，精神和肌肉放松，对小儿要先和他（她）交流，抚摩背部使其感到平和即可减轻抵触情绪，待其接受后再进行捏脊。术者用拇指、食指、中指从骶骨向上提捏皮肤，一点一点地依次进行提捏，一直捏到发际部。力度以小儿能接受为度，由轻到重使患儿逐步承受。一次捏 3 ～ 5 遍。

临证篇

临者，视也，一家之言焉。证者，谏也，用可靠的凭据来表明或断定真假，直言以悟人也。

用医理指导临证，又通过临证充实医理，把医理和临证结合起来，才能不断提高医疗水平。历代医家的长期实践为我们提供了诸多宝贵经验及更多启迪后世的心得。要使医学不断发展，一定要法于往古，融会新知，验于来今。在学习古代医学文献和录取前人经验的时候，要悉心体察，以做到古为今用，有助于中医学的继承和发扬。

内科疾病

一、咳嗽

咳嗽是一个症状，六淫外邪，脏腑内伤，均可引起咳嗽。前人区别有声无痰叫“咳”，因痰作咳叫“嗽”。临床上常将无痰的咳叫“咳呛”或“干咳”；有痰而有声的统称“咳嗽”。

咳嗽的原因虽多，但不离外感和内伤两大类，它是肺系疾病的重要证候之一，但其病因不仅在肺。《内经》曰：“五脏六腑皆令人咳，非独肺也。”

临证时应辨邪正消长，用药忌见咳治咳。外感治以驱邪为主，邪去则正安；内伤治以夹正为主，正强则邪去。

病案1：张某，男，30岁，经商

证候：咳嗽一周，痰多黄稠，伴有午后发热，口苦咽干，心烦急躁，咳挚胁痛，时现身痛，纳差恶心，便干溲赤。舌淡苔薄黄略腻，脉象弦滑。

病机：肝肺郁热，肺失宣降。

治法：清热解郁，宣肺止咳。

处方：柴胡 15g，黄芩 10g，桔梗 10g，桑叶、桑枝各 10g，半夏 10g，陈皮 10g，浙贝 10g，枇杷叶 10g，枳壳 10g，竹茹 10g，大枣 10g，生姜 3 片。

水煎服三付，日服三次，生姜后下，嘱药后取微汗。

二诊：诸症减轻，仍有咳嗽，痰略黄，痰出不爽，舌淡苔薄白，脉象弦滑。

柴胡 15g，黄芩 10g，浙贝 10g，枇杷叶 10g，桔梗 15g，枳壳 10g，橘红 10g，半夏 10g，瓜蒌 10g，甘草 10g，生姜三片。水煎服三付，药尽咳嗽愈。

病案 2：周某，男，52 岁，环卫工人

证候：咳嗽痰多，已有两月，痰白黏稠，时有咸味，伴有腰酸腿软，夜尿频数，足跟疼痛，时有滑泄，面色黑暗，纳差不甘，大便溏薄。舌淡苔薄白，脉象沉弦滑，尺弱。

病机：肺肾不足，痰湿内蕴，宣肃失司。

治法：滋养肺肾，化痰除湿。

处方：生地、熟地各 20g，桔梗 20g，川贝 10g，枳壳 10g，五味子 10g，山药 10g，茯苓 10g，半夏 10g，山萸肉 10g，陈皮 10g，藿香 10g，甘草 10g。

水煎服五付，煎药时加生姜 3 大片后下，梨皮 1 个。日服三次。

二诊：服药后诸症减轻，痰仍有咸味，胸满郁闷，时现口苦咽干，午后痰黄。舌淡苔薄白，脉象弦滑。仍有郁火扰肺，继宗前方加减从之。

柴胡 15g，黄芩 10g，桔梗 20g，五味子 10g，枳壳 10g，茯苓 15g，半夏 10g，化橘红 10g，生地 10g，川贝 10g，山药 10g，生甘草 10g。水煎服五付，煎药时加生姜、梨皮，生姜后下。

三诊：药后咳嗽已愈，仍有腰酸腿软，乏力寐差，法以滋阴养肺法。

生地10g，山药10g，山芋10g，五味子10g，茯苓10g，陈皮10g，半夏10g，枸杞子10g，寄生10g，沙参10g，磁石10g，生甘草10g。水煎服五付。药后诸症悉除，再服一周中成药：早服二陈丸6g，晚服五子衍宗丸一丸。

病案3：王某，女，40岁，职员

证候：每逢秋末冬初即发咳嗽，已有四年之久。今又咳嗽少痰月余之久，每遇冷风及烟侵袭或紧张不悦即咳，时而有痰，伴有口苦咽干，咽喉干痒，时现头晕，纳可便调。舌淡少苔，脉象弦细数。

病机：肝肺蕴热，肺失宣降。

治法：清热宣肺，消痰利咽。

处方：柴胡15g，黄芩10g，川贝10g，桔梗30g，牛蒡子10g，射干10g，陈皮10g，半夏10g，麻黄1.5g，茯苓10g，甘草10g。

水煎服五付，煎煮时加生姜、梨皮。日服三次，每次服药时要含服慢咽。切忌辛辣、冷饮。服药十付后病除。

立方于立秋之日，连服十付，以防复发。

桔梗30g，射干10g，川贝10g，牛蒡子10g，麻黄1g，甘草10g。日服两次，煎药时加生姜3片后下。

病案4：刘某，男，16岁，学生

证候：外感三日，时现身热，咳嗽痰黄，口渴咽痛，胸闷烦热，动则汗出恶风。舌淡苔薄白略燥，脉象浮数。

病机：风热犯表，肺失宣降。

治法：疏风清热，宣肺止咳。

处方：桑叶10g，菊花10g，杏仁10g，桔梗10g，芦根15g，连翘10g，薄荷1.5g，金银花10g，甘草10g，生姜3片。

水煎服三付，嘱煎药用15分钟，后下生姜盖锅，药后取微汗，药尽病除。

〈按〉咳嗽一症，病因多端，涉及的范围也广，虽《内经》有云“五脏六腑皆令人咳，非独肺也”，但其病机多涉及肺。肺为华盖之脏，其气通于口鼻，外邪六淫自口鼻入时则肺为之应。肺为娇脏，易虚易实，故无论是外感六淫之邪，还是内伤他脏，每多易伤肺而引起咳嗽为病。

外感咳嗽，其咳嗽乃是标，它是外感疾病的一个症状，要有表先治表，采用宣通肺气，疏散外邪的治法，使邪气得以迅速外出而解。治咳嗽不可轻易投止涩镇咳之品，若误用之，则易成“闭门留寇之痹”，“咳嗽之疾，治之得当，常能速愈”。

大凡咳嗽，以痰为据。外感之风寒咳嗽者痰稀；风热者痰稠；痰湿者痰多，痰白黏或痰稀；肝火所致者痰黄稠浓；阴虚者痰黏。夫脾为生痰之源，肺为贮痰之器；肺主行清肃之令，有表证宜宣开，无表证宜肃降，以顺其开合功能。

柴胡功于解表退热，舒肝解郁，升举阳气。其升发之性，能引肝经清气上升，又有消痰止咳、润心肺之功效。黄芩功于清湿热，泻肺火，二药为伍相互为助，更能增强清热宣肺止咳之功。

二、哮喘

哮和喘，同是呼吸急促的疾患，所不同者，哮以呼吸急促、喉间有哮鸣声为特征；喘则以呼吸急促、困难，甚至张口抬肩为特征。

肺主气，应皮毛又为娇脏。哮的发生主要在于体内伏痰，遇诱因而触发。当发病时，痰随气升，气因痰阻，相互搏结，阻塞气道而为病。喘的形成，主要由气机升降出纳失其常度所致。凡外邪侵袭或受脏腑病气干之，则肺失清肃宣降，肺气并痰浊上逆而致咳嗽气喘。

哮喘是一种发作性的痰鸣气喘疾患，临床上较为多见，其致之由以痰为其主要。《临证指南》云：“宿哮沉痼，起病由于寒入肺腧，内入肺系，宿邪阻气阻痰。”

病案1：何某，女，48岁，农民

证候：咳喘已有三年之久，咳嗽、痰多、气急。近一周劳作当风，发热咳嗽，体温38℃，痰多黄稠，痰声辘辘，呼吸困难，鼻扇气喘，胸闷泛恶，心烦急躁，便干溲赤。舌苔薄黄，脉象滑数。

病机：风热犯表，痰湿迫肺，肺失宣降。

治法：解表清热化痰，宣肺降逆平喘。

处方：生石膏（先煎）30g，麻黄5g，杏仁10g，桔梗15g，大青叶10g，地龙10g，柴胡15g，黄芩10g，胆南星5g，苏子10g，甘草10g。

水煎服三付，日服三次，嘱药后取汗。

二诊：服药后咳出大量黄痰，体温恢复正常，喘息稍缓，继服上方，生石膏改为20g。

三诊：服尽三付药后咳喘渐平，舌淡苔薄白，脉象沉弦滑细，继以健脾祛痰、益肾纳气平喘以图之。

生地15g，山芋10g，桔梗15g，五味子10g，茯苓15g，山药10g，陈皮10g，款冬花10g，半夏10g，麻黄3g，地龙6g，苏子、苏梗各10g，枳壳10g，甘草10g。水煎服五付，日服三次，连续服药十付，病愈未发。

病案2：周某，女，60岁

证候：咳喘已有两年余，因感外邪而发，反复发作，近一周来，喘促咳嗽，痰多黏稠，痰出不爽，胸中满闷，夜不得卧，体胖乏力。舌淡胖，苔白腻，脉象弦滑。

病机：痰湿壅肺，气道失宣。

治法：降逆化痰，利气平喘。

处方：紫苏子10g，茯苓15g，橘红10g，半夏10g，白芥子10g，桔梗15g，麻黄3g，地龙6g，莱菔子10g，甘草10g，生姜3片。

水煎服三付，日服三次，生姜后下，饮淡茶，禁烟。

二诊：服药后症状缓解，痰多黏稠，容易咳出，仍气短乏力，舌淡苔薄白，脉象滑。继宗前法，加以益肾纳气，守上方加五味子 10g，肉桂 3g，服药五付。

三诊：药后症状平稳，时有咳嗽，继守上方服药三付，改服中成药：早服二陈丸 6g，晚服麦味地黄丸一丸。连续服用一周，以巩固。

病案 3：李某，男，56 岁，工人

证候：咳喘已有月余，近周加重，气粗喘促，喉中哮喘，痰黄黏稠，午后低热，头晕目眩，口苦咽干，便干溲赤。舌苔黄腻，脉象弦滑数。

病机：肝肺蕴热，痰湿阻肺。

治法：清热宣肺，化痰降逆。

处方：柴胡 15g，黄芩 10g，桔梗 15g，葶苈子 10g，麻黄 5g，地龙 10g，茯苓 15g，全瓜蒌 10g，陈皮 10g，半夏 10g，大枣 10g，生甘草 10g。

水煎服三付，日服三次，药后取微汗。禁忌辛辣、烟酒、浓茶。

二诊：服药诸症减消，心情愉悦，继以前方服五付后病除。

〈按〉哮喘是常见病、多发病，不分老少均有发生，接诊时常目睹患者发病时痛苦异常，迫切期望解除痛苦。临证所选之药必是麻黄，现代医学认为麻黄素有迟缓支气管痉挛的作用。麻黄，性温味辛、苦，入肺、膀胱经，具有发汗、平喘、利尿之效，能宣散肺气。地龙，性寒味咸，入肝、肺、肾经，具有清热平肝、止喘通络之功效。麻黄与地龙同伍，辛散与咸降相互为用，可用于调节肺气开合，以达到宣肺清热、降逆平喘的效用。

肺为气之主，以降为顺；肾为气之根，以固为藏；肝主气之升，以疏为用；脾为气之源，以化为昌。咳喘者，起居稍有不慎，气候稍有变化，则现呼吸急促不相续，张口抬肩不得卧之证候，乃是肺、肾、肝、脾之气机升降出纳皆失其常度也。不管新久咳喘之患者，要标本同治，止喘药与培补药同时并用，会收到较好效果，麻黄配地龙当为首选。

麻杏石甘汤，功于清肺平喘；二陈汤，功于燥湿化痰，理气和中；三拗汤，功于止咳平喘；桔梗甘草汤，功于清热解毒，止嗽祛痰；三子养亲汤，功于顺气降逆，化痰消滞。以上诸方治哮喘病，临证加减化裁，组方基于攻、补、宣、降、纳、敛为一体，切合病证、病机，故每奏良效。

三、胃脘痛

胃脘痛，是以上腹、中脘部位疼痛为主要表现的一种常见慢性、全身性疾病。

胃司受纳，脾主运化，脾胃气旺，则纳运强健而知饥能食；若胃气受伤，则能化难纳而知饥不食；脾气受损，则能纳难化而食即腹满；脾胃同病，则难纳难化而不饥不食。

病在于胃，但脾与胃，一脏一腑，有表里关系，脾运胃纳，一升一降，阴阳相济，共司消化。在消化过程中又有肝的疏泄作用，脾与肝相互制约。故本病与胃、脾、肝有关。

人不可离水谷，而百味入体，胃乃首当其冲。胃者，水谷之海，腑以通为用，泻而不藏，实而不满，若反其道，岂能不病。本病常因气候寒冷，或饮食不节而诱发，而情志不调也与发病有着重要的关系。

胃脘痛为一种常见病、多发病，不论男女老幼、春夏秋冬之季，多有罹患者。

病案1：赵某，女，39岁，教师

证候：胃脘疼痛，已有两年，诊断为浅表性胃炎，对症治疗，时轻时重。近一周来，胃痛又甚，胃脘胀满，痛涉两胁，按之减轻，午后痛甚，口苦咽干，嗳气频作，心烦急躁，纳差不甘，月经不调，经前乳胀，大便溏薄。舌淡苔薄白，脉象沉弦。

病机：肝郁脾虚，胃失和降。

治法：舒肝解郁，调和脾胃。

处方：柴胡10g，厚朴10g，苍术10g，白芍15g，陈皮10g，藿香10g，川楝10g，元胡10g，黄芩6g，甘草10g。

水煎服五付，日服三次。医嘱：饮食有节，慎思制怒，适宜寒温。

二诊：服药后诸症减轻，月经来潮，乳胀减轻，仍时有胃脘胀痛，不思饮食，便溏乏力，继以脾、胃、肝同治法。

柴胡10g，厚朴10g，白芍15g，藿香10g，山药10g，陈皮10g，半夏10g，黄芩6g，茯苓10g，苍术10g，甘草10g。水煎服，连续服药十付，诸症悉除。

改服中成药：早服保和丸6g，晚服逍遥丸6g，用姜水送服。嘱其保持饮食有节，生活规律，心情舒畅，注意冷暖。

病案2：何某，男，30岁，职工

证候：胃脘疼痛，已有一周，胸脘胀满，嗳气吞酸，疼痛拒按，进食后痛甚，纳差恶心，咽干口苦。舌苔黄垢，脉象弦滑。

病机：胃气不和，食滞不化。

治法：和胃调中，化食导滞。

处方：焦三仙各10g，川楝10g，元胡10g，藿香10g，莱菔子10g，茯苓10g，陈皮10g，半夏10g，鸡内金10g，白芍10g，甘草10g。

水煎服三付，日服三次。嘱其生活规律，饮食有节，忌食辛辣、生冷食物，禁烟酒。

病案3：王某，男，52岁，商人

证候：十二指肠球部溃疡，已有五年之久，时轻时重，服药未断。近一周来，劳食失节，胃脘痛甚，空腹时重，呃逆反酸，纳差便溏，病时喜按喜温，神倦乏力，四肢不温，面色㿠白，时心慌气短，夜寐不宁。舌淡红少苔，脉象弦细。

病机：脾胃虚寒，中阳不振。

治法：补脾益胃，温中散寒。

处方：太子参10g，桂枝10g，白芍15g，厚朴10g，海螵蛸10g，陈皮10g，炮姜3g，藿香10g，怀山药10g，苍术10g，大枣10g，炙甘草10g。

水煎服五付，日服三次。嘱其饮食有节，劳逸结合，御寒保暖，戒生冷、辛辣饮食，更注意心情愉悦。

二诊：服药后诸症均减轻，仍觉胃脘疼痛，身乏无力。继宗前法：加元胡10g，白芍改为20g，连续服用十五付，诸症缓解，生活饮食恢复正常。仍遵医嘱，改服中成药：早服人参健脾丸一丸，晚服香砂养胃丸6g，用海螵蛸、浙贝等量煎水送药。

病案4：李某，男，39岁，工人

证候：胃溃疡已有两年，对症治疗，反复发作。近一周来，饮食不节，心情郁闷，胃痛加重，进食则痛，喜按喜温，心烦急躁，口苦咽干，纳差恶心，呕吐带血。舌淡苔薄白，脉象弦滑。

病机：脾胃虚弱，横逆犯胃。

治法：健脾益胃，和中止痛。

处方：厚朴10g，陈皮10g，苍术10g，海螵蛸10g，白芍20g，木香10g，郁金10g，太子参10g，藿香10g，元胡10g，甘草10g。

水煎服三付，日服三次。嘱其禁酒及辛辣、生冷饮食，少食，保持良好心态，生活规律。

二诊：服药后自觉胃脘舒服，心情平稳，仍有胃脘压痛，呕吐减轻，喜按，效不更方，继以前法加减从之。

海螵蛸10g，厚朴10g，柴胡10g，白芍20g，北沙参10g，川楝10g，元胡10g，藿香10g，旋覆花10g，苍术10g，陈皮10g，甘草10g。水煎服五付，药尽痛止。以上方加浙贝10g，瓦楞子10g，全方共为细末，日服两次，每次3g，连服一月以资巩固。

〈按〉胃脘痛一证，当明辨寒、热、虚、实。新病或暂病，多属寒、属实。寒者热之；实者，饮食所伤消导之，肝气相乘和调之。脾性喜燥，宜升则健，胃性喜燥，宜降则和，其升降之枢机，全赖肝之疏泄，故而胃脘痛虽责于胃，病机却不能不涉及肝、脾，论治需从肝、脾、胃着眼。遵前贤“中焦如衡，非平不安”。所以临证要寒温相适，升降并调，营阴兼顾，虚实同理。古往今来，分证复杂，方药繁多，为取良好疗效，关键在于识证的同时，把握其立法要领，即胃病治肝，湿去气畅，脾虚当温，胃弱当调。清气出于肝胆，资源发于脾胃，疏利肝胆可使脾胃升降有节，有利于饮食消化、吸收、输布。胃病从肝治，则有利于脾胃的功能恢复之。《临证指南医案》记载：“医道在乎识证、立法、用方，此为三大关键。”

临证所见，脾运正常，腹中知饥，但胃气已伤，胃失和降，难于进食，此乃脾强胃弱，治当重在和胃。若食滞中脘，当消食导滞；痰湿阻胃者，宜理气化痰；寒遏胃阳者，频散其寒；热燥于胃，当彻其热；胃阴不足者，当养胃阴，损胃之因得除，自然胃和进食。若脾气伤损，胃和降顺，则可进食，此为胃强脾弱，治以健脾为主，脾气振奋，能运能化，则无腹满之苦。若脾胃同病，受纳运化均失其职，则不饥不食也，当治以脾胃共调矣。

多年体验，深悟治胃之难，难在根治。失胃者，水谷之海，阳明燥金之腑也；又六腑以通为用，泻而不藏，实而不满，苟反其道，焉得不病。胃病临床表现多端复杂，或胀或痛，或呕或吐，或饥而不食，或食而易饥等。胃病者应以自身调护为本，药物治疗为标，标本相得，万举万全。病者服药得缓，又自多食多饮，不顾寒热，痛减食增而致复发，医者对此，除对症用药外必须谆谆教导患者自身调理，叮嘱提醒患者要饮食有节，寒温适度，少量多餐，切忌黏腻、炙煿、糙坚、辛辣之品而自伤其胃。情志变化，易伤肝之疏泄，对于胃病患者的疏导极为重要，其要有三：一要适寒温：要顺应四时气候变化，寒则御，温则减，“风雨寒热，不得虚，邪不能独伤人”。二要戒思怒：人之情志活动，与内脏密切相关，怒伤肝，思伤脾，理气行滞虽有其药，但关键在于自己，只有戒除思怒，方能调畅其情志也，这也是养生之道之一者。三要节饮食：胃为水谷之海，“饮食自倍，肠胃乃伤”，所以要做到“食有定时，未饱先止”。对于所忌之列，临证医者必要不厌其烦，谆谆告诫，医患合作，以期收到预想之效。

平胃散源于《太平惠民和剂局方》，功于脾胃不和，湿困中焦，脘腹胀满，不思饮食，恶心呕吐，嗳气吞酸，倦怠乏力等症。是治疗胃脘痛的基础方，随症加减化裁，合伍金铃子散，疏肝泄热，理气止痛；合伍良附丸，散寒止痛；合伍肾著汤，温脾胜湿；合伍二陈丸，燥湿化痰，理气和中；合伍小半夏加茯苓汤，和胃降逆；合伍芍药甘草汤，缓急止痛。

白芍，性凉味苦、酸，入肝、脾、肺三经，具有养血敛阴、柔肝安脾、缓急止痛之功效；能解痉而缓和肝气之“刚悍”，使之“柔和”而不引起疼痛。《药品化义》曰：“白芍药微苦能补阴，略酸能收敛。因酸走肝又抑肝，故谓白芍能补复能泻……”甘草，性平味甘，通行十二经，具有和中缓急、调和诸药之功效。李杲云：“甘草，生用则气平，补脾胃不足，而大泻心火；炙之则气温，补三焦元气，而散表寒，除邪热，去咽痛，缓正气，养阴血。”临证依其寒热虚实分别而用之。芍药甘草汤中白芍最少不能低于15g，其缓急止痛效佳。

胃脘痛之病，临证可借助现代医学的检查诊断以资参考，但不能完全依此为主而定之，仍要遵从中医的辨证论治，要审证求因。例如胃溃疡和十二指肠溃疡同属于久病，喜温喜按，其疼痛性质同中有异。然胃溃疡痛常见食后半小时左右发作之，属于胃气不降，“不通则痛”，虚中夹实；十二指肠溃疡常见于食后四小时左右而发作，属于“不荣则痛”，多虚象。二者均伴有黑便，为脾虚不能统血之征。然胃溃疡常兼呕血，胃气上逆所致，此亦虚中夹实也；十二指肠溃疡除非出血过多，并不呕血。所以对因论证，才是中医的特色治法，并没有某药专治某病之说。

四、头痛

头为“诸阳之会”“清阳之府”，为髓海所居之处。三阳经脉均循于头面，而厥阴肝经与肾脉会于顶，五脏精华之血、六腑清阳之气，皆上注于头。

头痛是临床常见病证，可单独出现，亦可出现于多种慢性病之中。头痛一证，病因多端，外感风寒，风热，湿邪诸证；内伤之血虚，阴虚，肝火诸证；瘀血阻遏脑络，痰浊上蒙清窍均可引起头痛。

病案1：王某，男，65岁

证候：嗜好烟酒，头痛年余，血压正常，时轻时重。近月以来，情志不悦，头痛沉重，头如帽戴，伴有口苦咽干，心烦急躁，胸胁胀满，腰酸腿软，倦怠乏力，纳差恶心，便干溲赤。舌淡苔薄黄，脉象弦滑细数。

病机：肝胆郁热，湿热中阻，清阳不升，阴虚火旺。

治法：解郁清热，清阳化湿。

处方：柴胡15g，黄芩10g，川芎15g，羌活10g，藁本10g，陈皮10g，半夏10g，藿香10g，牛膝10g，黄柏10g，木香10g，郁金10g，炙草3g。

水煎服五付，日服三次。嘱其禁烟限酒，忌食辛辣，茶少勿浓，节制房劳，夫妻包容，情绪平稳，生活有节。

二诊：服药头痛减轻，沉重感失，仍有乏力，继宗前法加枸杞子10g，菊花10g。

三诊：药后诸症悉除，继服上方五付后改服中成药：早服芎菊上清丸6g，晚服知柏地黄丸一丸（9g），连续一周。

病案2：郑某，男，45岁，工人

证候：急怒头痛，已有一周，血压正常，左头痛甚，伴有胀痛眩晕，胸胁胀满，口苦心烦，夜寐不宁，便干溲赤。舌淡红苔薄黄，脉象弦数。

病机：肝郁化热，上扰清阳。

治法：解郁清热，潜镇肝阳。

处方：木香10g，郁金10g，川芎15g，生龙牡各20g，藁本10g，柴胡15g，黄芩10g，生麦芽30g，菊花15g，木通10g，藿香10g。

水煎服三付，日服三次。

二诊：头痛减轻，仍时重时轻，继以前法加陈皮10g，半夏10g，服药五付病除。

病案3：李某，女，40岁，工人

证候：外伤后头痛，左侧头痛，已有三月，痛有定处，时轻时重，伴有胸胁胀满，口苦咽干，心烦急躁，少寐多梦，行经有块，经前乳胀。舌淡苔薄白，脉象弦细数。

病机：瘀血阻络，肝郁不舒，冲任失调。

治法：活血通络，舒肝解郁，调理冲任。

处方：川芎20g，当归10g，白芍、赤芍各20g，生地10g，桃仁10g，红花10g，木香10g，郁金10g，藁本10g，柴胡15g，黄芩10g，蜈蚣1条（去头去尾）。

水煎服五付，日服三次，药渣熏足。

二诊：服药后症状略有减轻，仍睡眠差，心烦闷，继宗上方加枣仁15g，枳壳10g。

三诊：经前乳胀明显减轻，行经块少，头痛减轻，心情好转。连续服药十付，头痛已止，月经正常。

病案4：邢某，女，30岁，药店员工

证候：头顶疼痛，三月有余，时轻时重，痛如针刺，痛点不移，伴有月经不调，心烦急躁，口苦咽干，时而身冷，周身酸沉。舌淡薄白，脉象弦滑。

病机：郁热夹湿，清阳遏逆，气滞血瘀。

治法：活血通络，解郁化湿。

处方：柴胡15g，黄芩10g，川芎15g，藁本10g，羌活10g，陈皮10g，半夏10g，防风10g，桔梗10g，丹参10g，甘草 10g，生姜 3 片。

水煎服五付，日服三次，药后取微汗。

二诊：服药诸症减轻，继服原方五付，嘱药后服逍遥丸 6g，日服两次，姜水送服。

病案 5：宋某，男，52 岁，农民

证候：头痛之疾，已逾半年，初起秋后感冒当风，又遇雨淋，感冒愈，遗头痛之苦，时轻时重，每遇冷风，头痛即重，以头顶、脑后痛甚重，痛时犹如冰压之感。伴有身倦乏力，腰酸腿软，口干口渴而不思饮，恶风寒袭，面色㿠白，纳差不甘。舌淡胖苔薄白，边有齿痕，脉象沉弦滑细，尺脉弱。

病机：脾肾不足，湿寒阻络，阻遏清窍。

治法：滋补肝肾，除湿散寒，温经通络。

处方：桂枝 10g，白芍 10g，川芎 15g，羌活 10g，细辛 3g，防风 10g，山药 15g，陈皮 10g，半夏 10g，肉桂 3g，甘草 10g，生姜 3g。

水煎服五付，日服三次，药渣加水煮沸后泡脚。

二诊：服药身不觉冷，头痛减轻，仍有乏力，视物模糊，继宗上方加枸杞子 10g，菊花 10g，继服五付，仍嘱泡脚。

三诊：诸症悉减，头不畏风，可以脱帽，仍有乏力倦怠，清阳被遏得解，仍现脾胃不足之象。

山药 15g，扁豆 10g，白术 10g，内金 10g，生地、熟地各 20g，牛膝 10g，山芋 10g，川芎 10g，防风 10g，黄芪 10g，大枣 10g，甘草 10g。连续服药十付康复。

〈按〉头痛之因：风、寒、热、火、湿、虚、瘀等均可导致清阳不升，经络阻滞，“不通则痛”。法以疏风、散寒、清热、降火、祛湿、补虚、散瘀等诸法从之。使其达到利窍止痛，息风止痛，降逆止痛，濡养清窍，调和百脉，诸症可愈。川芎、藁本、羌活是治疗头疾之要选之品。

川芎者，性温味辛，入肝、胆、心包经，功于活血行气，祛风燥湿，味薄气雄，性最疏通，能升能散。上升颠顶，走而不守。《医学启源》曰："芎穷，其用有四，少阳引经一也，诸头痛二也，助清阳三也，湿气在头四也。"前贤李东垣曰："头痛须用川芎，如不愈加各引经药，太阳羌活，阳明白芷，少阳柴胡，太阴苍术，厥阴吴茱萸，少阴细辛。"藁本，性温味辛，入膀胱经、肾经，功于搜风胜湿，通络止痛。其味辛性烈，为治颠顶头痛之要药。《本草正义》曰："藁本味辛气温，上行升散，专主太阳太阴之寒风寒湿，而能疏达厥阴郁滞，功用与细辛、川芎、羌活近似。"前贤张元素曰："藁本，乃太阳经风药，其气雄壮，寒气郁于本经，头痛必用之药，颠顶痛，非此不能治。"羌活者，性温味辛苦，入膀胱、肾经，功于祛风表寒，搜风湿，泻肝气，搜肝风，其性烈，偏治上部风湿。《医学启源》曰："羌活，其用有五：手足太阳引经，一也；风湿相兼，二也；去肢节痛，三也；除痈疽败血，四也；治风湿头痛，五也。"三药合伍，各发挥其功效，相互为伍，相互为用，治头痛之其数矣。

血府逐瘀汤方源于清代王清任之《医林改错》，以活血祛瘀为主，是一首理气而不伤阴、祛瘀又不伤正的妙方，疏养结合，活血与养血并举，上行开肺窍与下行通血脉互补，血行瘀去，百脉调和，诸症可愈。以此方为基，加减化裁，对治瘀血所致之头痛会取得良好效果。"查患头痛者，无表证，无里证，无气虚、痰饮等证，忽犯忽好，百方不效，用此方一剂而愈"。

治疗头痛，无论外感、内伤，均以川芎、藁本、羌活为主要药物，尤其川芎，其用量要在10g以上效佳。临床上要"审证求因"，不能拘泥于头痛，要注意辨证施治，标本兼治。头痛使患者痛苦万分，精神负担很重，医者的耐心开导、共同探讨病因也是极为重要的措施。另外，借助现代医学的检查手段是十分必要且可取的，以开阔思路，拓宽治则。

五、眩晕

眩，眼目昏花；晕，头脑晕转。本症有多种叫法，如因头晕而致眼花的叫“颠眩”；因眼花致头晕的叫“目眩”；头昏重而致眼发花的，称为“眩冒”；头昏目眩，眼睛睁不开者，称为“瞑眩”。

眩晕的发生，多与体虚、肝风、痰气和精神刺激等因素有关。

病案1：张某，男，46岁，商人

证候：半年以来，头晕目眩，两耳蝉鸣，心烦急躁，夜寐不宁，腰酸腿软，时轻时重，血压时高时低，Bp160/90mmHg～110/60mmHg，对症治疗效果不显；近两周来，劳累过度，心情不愉，伴有口苦咽干，溲赤不畅，时现滑泄，Bp150/90mmHg。舌质淡红，苔薄黄，脉象弦细。

病机：肝肾阴虚，虚阳上扰。

治法：滋补肝肾，潜镇肝阳。

处方：枸杞子10g，菊花10g，蝉衣10g，牛膝15g，女贞子10g，白芍20g，磁石15g，生地10g，生龙牡各15g，陈皮10g，半夏10g，生姜10g。

水煎服五付，日服三次。嘱其禁忌烟酒、辛辣之品，生活规律，远离房事，心态平稳。

二诊：服药后诸症减轻，劳后腰酸，时有头晕耳鸣，午后为重，口苦咽干，Bp140/85mmHg，继以前法加减。

枸杞子15g，菊花10g，白芍15g，牛膝15g，生龙牡各15g，柴胡10g，黄芩10g，蝉衣10g，生麦芽20g，陈皮10g，半夏10g，茯苓10g，生姜10g，甘草10g。水煎服五付，日服两次，用药渣加水煮，晚上泡脚。

三诊：一切恢复正常，继服五付，药尽改服中成药：早服逍遥丸6g，晚服知柏地黄丸1丸，连服两周。

病案2：周某，女，48岁，教师

证候：头晕目眩，已有一年，时轻时重，重时卧床不起，血压正常，伴有头重头痛，心烦急躁，腰酸带下，两腿酸沉，少寐多梦，时而汗出，时有胸闷，两胁胀满，记忆下降。舌淡苔薄白，脉象沉弦滑。

病机：肝郁脾虚，湿扰清阳，冲任失调。

治法：舒肝健脾，清热除湿，调理冲任。

处方：淮小麦20g，泽泻15g，白术10g，白芍20g，生麦芽20g，柴胡10g，当归10g，茯苓10g，夏枯草10g，枳壳10g，大枣10g，甘草10g，生姜10g。

水煎服五付，日服三次。嘱其心态平稳，生活规律，要多快乐，少“较真”。

二诊：服药心情愉悦，诸症减轻，继服五付后，早服逍遥丸6g，姜水送服，晚服五子衍宗丸一丸。

病案3：何某，女，52岁，经商

证候：美尼尔综合征已有三年之久。发作时头晕目眩，既不能平卧，也不能站立，只能取半侧位。近一周来，由于过劳、紧张而发病，面色皖白，眩晕目闭，晚间为甚，恶心呕吐，心烦急躁，头重头沉，夜寐不宁，口苦咽干，渴不思饮，腰酸腿软。舌淡苔薄白，脉象沉弦滑细。

病机：脾虚肝热，痰湿上扰。

治法：健脾化湿，升清降浊。

处方：柴胡15g，黄芩10g，茯苓20g，泽泻15g，白术10g，陈皮10g，半夏10g，白芍20g，丹参15g，藿香10g，大枣10g，甘草10g，生姜10g。

水煎服五付，日服三次。

二诊：服药后眩晕减轻，恶心未吐，仍气短乏力，继宗前方加山药10g，太子参10g。

三诊：诸症悉除，继服上方五付以巩固。服用两周中成药：早服二陈丸6g，晚服逍遥丸6g，姜水送服，并以丹参代茶饮。

病案4：赵某，男，32岁，干部

证候：阳事不举，服用壮阳药后，头晕目眩，已有十日，伴有口苦咽干，头痛如裹，烦躁不安，面红目赤。舌红苔薄黄，脉象弦滑数。

病机：肝阳上亢，逆犯清空。

治法：清泄肝热，养阴平逆。

处方：柴胡15g，黄芩10g，陈皮10g，半夏10g，知母10g，黄柏10g，泽泻15g，白术10g，枸杞10g，菊花10g，牛膝10g。

水煎服三付，日服三次，嘱其停服壮阳药。

二诊：服药后心烦急躁已平，心情舒畅，眩晕减轻。舌淡苔薄白，脉象弦滑，继以前方加减。

柴胡15g，黄芩10g，天麻10g，陈皮10g，半夏10g，牛膝10g，泽泻10g，白术10g，菊花10g，白芍15g，甘草10g。水煎服五付，日服两次，药尽病除，服用知柏地黄丸一周。再医不举。

病案5：刘某，男，58岁，农民

证候：高处坠物，砸伤头部，术后头晕，恶心欲吐，已有两月，伴有夜寐不宁，心烦急躁，时有燥汗，胸胁胀满，Bp150/90mmHg。舌质淡红，苔薄白有瘀斑，脉象弦滑涩。

病机：瘀血阻络，清阳不升。

治法：活血通阳，升清降浊。

处方：川芎15g，桃仁10g，橘络10g，泽泻15g，天麻10g，钩藤10g，陈皮10g，半夏10g，柴胡12g，黄芩10g，白术10g，白芍20g，赤芍10g，生石决20g。

水煎服五付，日服三次。

二诊：服药后症状缓解，仍有胁胀、寐差，偶有头痛，继以前法加以理气疏肝法。

川芎20g，桃仁10g，泽泻20g，白术10g，柴胡15g，黄芩10g，白芍20g，赤芍10g，菖蒲10g，生石决20g，生姜10g。连续服用十付，血压平稳，眩晕病除。

〈按〉眩晕，历代医家多有精辟论述，《内经》曰：“诸风掉眩，皆属于肝。”刘河间曰：“两阳相搏，从风火主论。”朱丹溪曰：“无痰不作眩。”张景岳曰：“无虚不作眩。”虞博曰：“血瘀致眩。”风、火、痰、虚、瘀五大因素，阐明了眩晕的病因病理，指导着临床实践。虽然风、火、痰、虚、瘀之因，若单独为患，不过引起头昏、耳鸣、头痛而已。唯有木郁犯土，脾运失司，津液不得布散，凝聚为痰饮。痰饮停留，阻遏气机，清阳不升，浊阴不降，一旦火动风生，必夹痰饮上逆而扰清窍，故而眩晕发生。眩晕与呕吐的程度相成正比，呕吐缓解则眩晕也随之缓解，所以降逆止呕实为主要的措施手段。方中必要有半夏、生姜。半夏者，入脾、胃二经，性温味辛，具有燥湿化痰、和胃降逆止呕之效。前贤成无己曰：“辛者散也，半夏之辛以散逆气，以除烦呕。”生姜者，入脾、胃、肺经，性温味辛，具有除痰、止呕之功效。前贤李杲：“孙真人云，姜为呕家之圣药。”对眩晕的治疗，常以小柴胡汤合二陈汤、泽泻汤为其主，加减化裁，标本兼治，以和少阳而泄厥阴，升清降浊，疏利三焦，运脾化痰湿，和胃止呕逆。调畅肝胆脾胃之气机，使气机流畅，痰化无容流之所，眩晕自除。其用白芍，性微寒味苦酸，入肝、脾二经，具有养血敛阴、柔肝安脾之功效，酸泄而无损，为治肝良药，宜当重用。《本草纲目》曰：“白芍药益脾，能于土中泻木；赤芍药散邪，能行血中之滞。”

泽泻合白术为泽泻汤，泽泻用量大于白术，煎前要浸泡20分钟以上为佳。泽泻，其性寒味甘咸，入肾、膀胱经，功于利湿清热。《本草纲目》曰：“泽泻气平，味甘而淡。淡能渗泄，气味俱薄，所以利水而泄下。脾胃有湿热，则头重而目昏耳鸣。泽泻渗去其湿，则热亦随去，而土得令，清气上行，天气明爽，故泽泻有养五脏，益气力，治头旋，聪明耳目之功。”

白术，性微温味甘苦，入脾、胃经，功于补脾燥湿，和中祛痰。《本草汇言》曰："白术，乃扶植脾胃，散湿除痹，消食除痞之要药也。"故"心下有支饮，其人苦冒眩，泽泻汤主之"。

枸杞子，性平味甘，入肺、肝、肾三经，有滋补肝肾之功效；菊花，性寒味甘苦，入肺、肝、脾三经，具有疏风清热、明目解毒之功，其偏入肝经，常用之治头晕等症，二药为伍，滋补肝肾，清热平阳。

天麻，性微温味甘辛，入肝经，有平肝息风之功效。其治疗肝风夹痰湿所致眩晕最为相宜，由于其性味善能祛风化痰。钩藤，性寒味甘，入肝、心包经，具有平肝息风、清热之功，二药合伍在于平肝潜阳息风。

对于眩晕症的治疗本着"急则治其标，缓则治其本"的原则，升清降浊，解除眩晕与呕吐，眩晕随着呕吐的控制而缓解。恢复期以健脾胃或补肝肾或养气血为主，眩晕控制以后，进行适当的调补，这对铲除病根、防止复发有很大的临床意义。另外注意指导患者的生活习惯及对情绪的调控，对治疗有不可缺少的辅助作用。

六、不寐

不寐是以经常不能获得正常睡眠为特征的一类病证。主要表现是睡眠时间、深度的不足，亦称"不得眠"或"失眠"。轻者入睡困难或寐而不酣，时寐时醒，或醒后不能再睡；重则彻夜不寐。

不寐在《内经》称为"不得卧""目不瞑"；《内经》有"胃不和则卧不安"之记载；《难经》始称"不寐"。

不寐的发病在于脏腑之阴阳失调，气血失和。其病位在心，心主神明，神安则寐，否则即现不寐，多以饮食不节、情志失常、劳逸失调、病后体虚等诸因所致；又与肝、胆、脾、胃、肾关系密切。临证不寐有虚实之分，火热（肝火，痰火）扰心所致不寐属于实证；思虑伤脾，阴虚阳亢，恚怒伤肝，阴阳失交等所致不寐属于虚证。

本病即可单独出现，也可与其他症状如头痛、眩晕、心悸等同时出现。

病案1：张某，男，40岁，工人

证候：近月余患不寐，时而少寐多梦，噩梦纷纭，时而彻夜不眠。伴有心烦急躁，口干口苦，不思饮食，便干溲赤，血压正常，时有心悸，心电图正常。舌红苔薄黄，脉象弦数。

病机：肝胃蕴热，上扰心神。

治法：清热泻火，镇心安神。

处方：柴胡15g，黄芩10g，半夏10g，夏枯草10g，磁石15g，陈皮10g，茯苓15g，草决明10g，胆草6g，青黛3g，甘草10g，生龙牡30g。

水煎服五付，日服三次。嘱其忌烟酒、浓茶，稳定情绪，少食肥甘。晚上用药渣加水煮沸泡足。

二诊：服药后诸症减轻，二便畅顺，继宗前法去青黛，改胆草3g，加枣仁10g，服药五付，睡眠安宁，再服三付以巩固之。后服中成药：早服龙胆泻肝丸3g，晚服加味逍遥丸6g，用丹参代茶饮。

病案2：李某，女，48岁，经商

证候：睡眠不好，心烦急躁，已有两月。入睡困难，心悸胆怯，时时惊醒，醒后难以入睡，月经紊乱，口苦咽干，嗳气恶心。舌淡苔薄白，脉象沉弦细。

病机：肝胆郁热，热扰心神，冲任失调。

治法：清热解郁，调理冲任，安神宁心。

处方：生麦芽30g，枣仁10g，百合10g，青蒿15g，五味子10g，丹参10g，黄芩10g，半夏10g，生龙牡30g，茯神10g，大枣10g，甘草10g。

水煎服五付，日服三次。嘱其控制情绪，心胸开朗，少思制怒。用药渣加水煮沸泡脚。

二诊：服药后感觉心平安稳，仍有睡眠困难，继宗前法，加磁石 15g，木香 10g，郁金 10g，继服五付。

三诊：诸症悉除，睡眠平稳，请求服用中成药，逍遥丸 6g 早服，姜水送服；知柏地黄丸（同仁堂产，360 粒）15 粒，晚服，用丹参代茶饮。

病案 3：王某，男，40 岁，农民

证候：近月以来，心烦不眠，胸闷脘胀，痰多色黄，泛恶嗳气，头晕目眩，头痛头胀，口苦咽干，二便不畅。舌苔黄腻，脉象弦滑。

病机：痰热蕴结，扰动心神。

治法：清热化痰，和中安神。

处方：青蒿 15g，黄芩 10g，茯苓 15g，橘红 15g，半夏 10g，竹茹 10g，菖蒲 10g，磁石 15g，生龙牡各 20g，甘草 10g。

水煎服五付，日服三次，药渣热熏双足。改善饮食习惯，禁烟限酒，饮淡茶，下午六时以后不饮茶水，避免过于兴奋。连续服药十付病除。

病案 4：崔某，女，16 岁，学生

证候：近月时间，心慌不寐，心电图正常，寐易惊醒，胆怯惊恐，精力不集中，心情郁闷，学习吃力，纳差不甘，月经不调。舌淡苔薄白，脉象弦细。

病机：心胆气虚，心神失养。

治法：益气镇惊，安神定志。

处方：太子参 10g，茯苓 10g，菖蒲 10g，枣仁 10g，生龙齿 15g，磁石 10g，陈皮 10g，半夏 10g，生麦芽 20g，枳壳 10g，甘草 10g。

水煎服五付，日服三次。嘱其多与家长沟通，如实道出内心之虑，放松紧张情绪，纠正好作息时间，晚上禁服咖啡或浓茶来提神学习，心情要愉悦，一切顺其自然，合理安排时间。

二诊：服药后，诸症减轻，心情愉悦，上课能集中精神听课，但仍有乏力，睡眠不能安宁，继以前法加减化裁。

生龙牡各15g，枣仁10g，童参10g，磁石10g，炒谷稻芽30g，菖蒲10g，茯苓10g，陈皮10g，高粱米10g，半夏10g，藿香10g，甘草10g。水煎服五付。

连续十付诸症悉除，心态平静，睡眠安稳，恢复活力。

病案5：刘某，男，35岁，餐饮业

证候：近两月以来，入睡艰难，心悸多梦，心烦急躁，伴有腰酸腿软，头晕耳鸣，口苦咽干，时有遗泄。舌淡红少苔，脉象细数。

病机：心肾不交，神不守舍。

治法：交通心肾，滋阴清热。

处方：黄连6g，肉桂5g，枣仁10g，生龙牡各20g，远志10g，生地10g，寄生10g，五味子6g，磁石15g，大枣10g，甘草10g。

水煎服五付，日服三次，每晚用药渣加水煮沸泡脚。

二诊：诸症悉减，上方加牛膝15g，山芋10g。

三诊：睡眠正常，身心康复，继服三付药巩固之。后服用中成药：早服逍遥散6g，晚服知柏地黄丸（同仁堂,360粒）15粒，用丹参代茶饮。

〈按〉不寐之因虽多，而其主要病机则为阴阳盛衰，升降出入失调。临证调整脏腑阴阳气血，使其各复其职而病安。安神定志是其治疗法，始终不能忘。而加强对患者的精神调理和诱导，使其饮食有节、精神平静、劳逸适中地养生的作用不可小视。

安神多用生龙骨、生牡蛎、磁石、枣仁、菖蒲、远志等，而龙牡、磁石、枣仁为主要药物。

龙骨性平味甘涩，入肝、胆、心、肾四经，具有镇心安神、平肝潜阳之功效。《本经逢原》："龙骨入肝敛魂，收敛浮越之气。"《本草经读》："龙骨能敛火安神，逐痰降逆，故为惊痫颠痉之圣药。"

牡蛎，性微寒味咸涩，入肝、胆、肾经，具有滋阴潜阳之功效。《汤液本草》:“牡蛎，入足少阴，咸为软坚之剂，以柴胡引之，故能去胁下之硬；以茶引之，能消结核；以大黄引之，能除股间肿；以地黄为使，能益精收涩，止小便，本肾经之药也。”龙骨之甘平能镇心安神，用于心神浮越、烦躁惊狂等。牡蛎之咸寒，能滋阴潜阳，又可化痰软坚。二药合伍，使阴能纳阳，阳可入阴，“阴平阳秘，精神乃至”，神安则寐。

磁石，性平味辛咸，入肝、肺、肾经，具有补肾纳气、潜阳镇惊之功效。其质重入肾，能镇养真阴，摄纳潜阳，交通心肾，而宁心安神。

三味药组合为其要药，其用量最好不宜超过 30g，临床用 15 ～ 20g 为佳。质重之品益暂用，不可久用，中病即收。

枣仁，性平味甘酸，入心、肝、胆、脾经。具有补肝益胆、宁心安神之效。枣仁味酸性收，为治疗虚烦不得眠的要药，多用于血虚、胆虚之证，血虚不能养心，胆虚则触事易惊故不得眠。炒枣仁养肝血以安神，生枣仁泄肝胆之热以安神，临证多用炒枣仁入药。《药品化义》:“枣仁，仁主补，皮益心血，其气炒香，化为微温，藉香以透心气，得温以助心神，凡志苦伤血，用智损神，致心虚不足，精神失守，惊悸怔忡，恍惚多忘，虚汗烦渴，所当必用。”在临床处方中要标明打碎入煎。

菖蒲，性温味辛，入心、肝、脾三经，具有开窍逐痰，宽中和胃之效。其气芳香清冽，能辟秽浊之气，振发清阳，凡痰浊蒙闭，用芳香利窍。远志，性温味苦辛，入心、肺、肾经，具有交通心肾、散瘀化痰、安神益智之效。远志能通肾气，上达于心，助心阳，益心气，故能安神益智。心肾不交者入远志；痰热内扰者用菖蒲。

高粱米即秫米，半夏秫米汤为祛痰降逆，和胃安神而立。

龙骨、牡蛎、磁石、枣仁是安神定志的首选要药，随证运用于益气、养血、清心、镇肝、清热、化痰、育阴、补脑等诸法中。

七、郁证

郁证，是由于情志不舒，气机郁结所引起的一类病证。

临床表现：心情抑郁，情绪不宁，胸胁胀满，或易怒善哭及喉中有异物感等，有虚证、实证之分。

实证有肝气郁结、气郁化火、痰火郁结三类。肝气郁结者，症见精神抑郁，胸胁胀痛，乃肝失条达而致，其肝气横逆犯脾，则症见腹胀嗳气，不思饮食。气郁化火者则肝火上逆，症见口干口苦，头痛，急躁，胸闷胁胀等。痰火郁结者，咽中似有异物梗阻，咳之不出，咽之不下。

虚证有久郁伤神、阴虚火旺两类。久郁伤神则营血耗损，心神失养，症见精神恍惚，悲忧善哭，疲乏劳倦等。阴虚火旺则虚火上炎，症见眩晕，心悸，心烦易怒，失眠等。

病案1：李某，女，40岁，服务员

证候：素有昏厥史，昨日又发，突然仆倒，不省人事，约10分钟后苏醒，体倦乏力。现双目微肿，视物模糊，情志悲伤，时而少言，时而语滔，心烦急躁，少寐多梦，口苦咽干，大便干结。舌淡苔薄黄，脉象弦细。

病机：肝郁火旺，清宫被扰。

治法：疏肝解郁，清火宁神。

处方：青蒿15g，黄芩10g，木香10g，玫瑰花10g，郁金10g，钩藤10g，菖蒲10g，珍珠母20g，橘红10g，半夏10g，甘草10g，生麦芽20g。

水煎服五付，日服三次。嘱其树立自信，心情愉悦，心胸宽朗，不要斤斤计较。

二诊：服药后诸症悉减，仍有口苦咽干，午后燥热，此气滞虽畅，郁火未清，再以理气解郁、清火宁神法。

柴胡15g，黄芩10g，半夏10g，玫瑰花10g，橘红10g，黄柏10g，枳壳10g，夏枯草10g，大枣10g，甘草10g，生姜 5g，生麦芽 20g。水煎服五付，服药后基本康复。嘱其生活规律，心态平稳，勿过劳、过喜、过怒。中成药：早服逍遥丸 6g，姜水送服，晚服知柏地黄丸（同仁堂）15 粒，淡盐水送服。

病案 2：周某，女，49 岁，教师

证候：月经紊乱，已有半年，伴有心烦急躁，夜寐不宁，纳差心悸，胸胁胀满，腰酸乏力，治疗罔效。舌淡苔薄白，脉象沉弦细。

病机：心脾两虚，肝肾不足，冲任失调。

治法：健脾宁心，疏肝缓急。

处方：太子参 10g，山药 10g，扁豆 10g，白术 10g，淮小麦 20g，柴胡 10g，茯苓 15g，白芍 15g，生麦芽 20g，枣仁 10g，远志 10g，甘草 10g。

水煎服五付，日服三次，药渣加水煮泡脚。嘱其劳逸结合，生活规律，心态平稳。

二诊：药后心胸舒畅，诸症减轻，仍觉乏力腰酸，方既应手，加减从之，减生麦芽加牛膝 10g，寄生 10g。

三诊：诸症悉除，心情舒畅，效不更方，继服五付。药尽服中成药，早服逍遥丸 6g，姜水送服，晚服知柏地黄丸 20 粒，淡盐水送服。

病案 3：王某，男，34 岁，工人

证候：咽干痰多，不易咳出，恶心泛吐，已有半年，近两周来，咽喉梗阻，感觉明显，胸闷不舒，口干口苦，咽干喜饮，纳食无妨，便干溲赤。西医检查未见异常。舌苔黄腻，脉象弦滑数。

病机：肝气夹痰，郁而化热。

治法：理气疏肝，化痰清热。

处方：木香 10g，郁金 10g，橘红 10g，代代花 10g，茯苓 15g，半夏 10g，石斛 10g，生麦芽 20g，桔梗 10g，枳壳 10g，藿香 10g，淡竹茹 10g，甘草 10g。

水煎服五付，日服三次。嘱忌烟、酒、浓茶，少食肥甘，多进清淡，保持良好心态。

二诊：咽干梗塞好转，仍觉胸闷，咽部不适，痰多，继以前法加瓜蒌 10g。

三诊：诸症悉除，仍有口干，心情舒畅，继以前法加沙参 10g。

〈按〉郁证临床表现复杂多变，受性别、年龄、文化程度、思想意识等诸多影响。精神因素、生活琐事、个人内心冲突、情感方面的压抑等都会引起精神障碍。对于郁证的治疗，首先是调理情志（心理治疗）为主再结合辨证施治，尤其是要建立良好的医患关系，医者要多包容，灵便地交流，恰如其分地关爱、理解，相互间信任才是最关键的、最必备的一种举措。

郁证癔病，多属于情志所伤，临床所见虚多于实。阴虚内热者用滋阴清热之剂，如百合地黄汤合酸枣仁汤加减化裁；痰气郁结者用开结化痰、顺气降逆之剂，如半夏厚朴汤和逍遥散加减化裁；心脾两虚者用补益心脾、宁心安神之剂，如甘麦大枣汤随症加减化裁。

更年期综合征部分症状与郁证脏躁有相似之处，如烦躁欲哭、心烦心悸等。若脾虚失健，用自拟山扁术金汤，益气健脾，合甘麦大枣汤甘以缓急，佐以枣仁、远志宁心安神，柴胡、白芍疏肝散结，冲任之脉导源于肝、肾，牛膝、寄生入肝、肾二经，具有补益肝肾之功，主方配伍，药虽平淡，收效也宏。

郁证梅核气，以患者主诉“咽喉有梅核梗阻”为主要特征，且不妨碍饮食。本病最早记载于《金匮要略》：“咽中如有炙脔。”本病的发生多因喜怒太过，肝失条达，而致脏腑气机失调，聚湿生痰，化火伤阴，痰气交结而为病。《仁斋直指方》曰：“七情气郁，结成痰涎，随气积聚，坚大如块。”用二陈汤和颠倒木金散，理气化痰，用瓜蒌既能清上焦之积热，又可化浊胶黏，而且能润燥滑肠。前贤华岫云：“郁则气滞，久必化热。热郁则津液耗而不流，升降之机失度，初伤气分，久延血分，而为郁劳沉疴。用药大旨以苦辛凉润宣通，不投燥热敛涩呆补，此治疗之大法也。”临证方药组成，既有理气化痰降逆之效，又处处注意津液之生化，理气而不伤阴，养阴而不呆滞，此符合苦辛凉润宣通之法。

“心病还须心病医”，对于由于情绪波动而成疾者，应耐心做解释工作，使其思想开朗，心情舒畅。通过医者的望、闻、问、切及审证求因，详细解释发病原因及用药之的，使患者及家属增强信心，医患共识，通力合作，及早消除疾患。

八、阳痿

阳痿，指成年男性性交时，由于阴茎痿软不举，或举而不坚，或坚而不久，无法进行正常夫妻生活。历代有“阴痿”“宗筋弛纵”“筋痿”的记载。

阳痿之为病，多由于恣情过度放纵，房事不节，致损伤精气，命门火衰；或思虑忧郁，损伤心脾；或恐惧过度，外邪侵袭，损伤肾气而致病。肝、脾、心、肾受损，经脉空虚或经络阻滞导致宗筋失养而为病。病位在宗筋，病变在肝、脾、心、肾。盖肝主筋，是足厥阴肝绕阴器而行。

恣情纵欲，思虑忧郁，惊恐所伤者多为脾肾亏虚，命门所衰，属于脏腑虚证；肝郁化火，湿热下注，而宗筋弛纵者，属脏腑实证。其治则，虚则补之，实则泻之。

病案1：刘某，男，32岁，工人

证候：阳痿不举，已有半年，曾服过壮阳之品罔效，且液溲频少，夫妻反目，心烦急躁，夜寐不宁，口苦咽干，时而不举，时而举而不坚，平素嗜好烟酒，有啤酒代饮之习。舌苔黄腻，脉象弦滑数。

病机：湿热下注，宗筋失养。

治法：清热利湿，濡养宗筋。

处方：生地15g，山芋10g，泽泻10g，茯苓10g，知母10g，黄柏10g，萆薢10g，天冬10g，柴胡15g，黄芩10g，藿香10g，甘草10g。

水煎服五付，日服三次，用药渣加水泡脚。嘱其禁烟酒，改善生活习惯，心态平衡，夫妻沟通，相互理解，相互包容。

二诊：服药后诸症减轻，仍举不随意，舌苔略薄黄，继以前方加白芍15g以养血柔肝，不能急于求成，坚持调整，水到渠成。

三诊：药后阳举，但时间短，继宗前方连服十付，提示要节欲，量力而行，循序渐进。药尽复康。

病案2：周某，男，45岁，经商

证候：阳痿不举，已有五月，心情不悦，夜寐不宁，时现噩梦，胸胁胀满，纳差不甘，夫妻不和。舌淡苔薄白，脉象沉弦。

病机：肝郁气滞，宗筋失充。

治法：舒肝解郁，振兴阳事。

处方：柴胡10g，当归10g，白芍15g，沙苑子10g，茯苓10g，白术10g，木香10g，生龙牡各20g，郁金10g，甘草10g。

水煎服五付，日服三次。嘱其调节情志，生活规律，勿乱服补药，夫妻沟通，相互理解，相互慰藉。

服药十付后阳事恢复，夫妻和睦。

病案3：王某，男，56岁，机关工作人员

证候：伴侣过世三年，近周结友行房，阳痿不举，连续三日均以败事而就医。情志不遂，腰酸乏力，夜寐梦纭，求胜心切。舌淡苔薄白，脉象沉弦。

病机：阴虚肝热，宗筋失能。

治法：舒肝解郁，利胆复能。

处方：柴胡10g，白芍20g，当归10g，沙苑子10g，茯苓10g，白术10g，藿香10g，菟丝子10g，薄荷2g，生地

10g，甘草 10g，生麦芽 20g。

水煎服五付，日服三次。嘱其欲速不达，不要给自己增添压力，偶尔不举实属正常现象，药后病除，随即重建家庭。

病案 4：张某，男，52 岁，园林工人

证候：阳痿不举，举而不坚，已有半年。素有慢性哮喘性气管炎，伴有咳嗽，痰白黏稠，痰出不爽，胸闷气短，心烦急躁，腰酸腿软，夜尿频少，少寐多梦，口苦咽干。舌淡苔薄白，脉象沉弦滑。

病机：脾肺两虚，痰湿阻络，宗筋失禁。

治法：益脾肺，化痰湿，通经络，养宗筋。

处方：柴胡 10g，黄芩 10g，茯苓 10g，菟丝子 10g，陈皮 10g，半夏 10g，生地 10g，沙苑子 10g，山药 10g，白芍 10g，山芋 10g，五味子 10g，牛膝 10g，炙草 5g。

水煎服五付，日服三次，药渣加水煮沸泡脚。嘱其改变生活习惯，忌烟限酒，少食肥甘，以清淡为重，避寒凉。连服十五付后诸症减轻，阳举，时间短，原方加金樱子 10g，生牡蛎各 20g，又服十付，阳举正常。中成药：早服二陈丸 6g，晚服麦味地黄丸一丸。

病案 5：周某，男，28 岁，工人

证候：劳作之时，突受惊扰，随即不举，已有半年，多处求医未果，伴有心烦急躁，心悸易惊，少寐多梦，少腹胀痛。舌淡少苔，脉象沉弦细。

病机：惊恐伤肾，宗筋失志。

治法：安神定志，益气镇惊。

处方：太子参 10g，茯苓 20g，菖蒲 10g，远志 10g，菟丝子 10g，白芍 20g，青蒿 15g，黄芩 10g，生龙牡各 20g，甘草 10g。

水煎服五付，日服三次。按揉关元穴，每晚 100 次，用药渣热敷少腹，放松心态，夫妻共勉。

二诊：服药后症状减轻，已有晨挺，继宗原方加牛膝

15g，黄连3g，肉桂3g。服药五付后一切恢复正常。

病案6：李某，男，62岁

证候：阳痿不举，已有五月，伴有腰酸腿软，手足发凉，夜尿频频，时有滑泄。舌淡苔薄白，脉象沉细尺弱。

病机：肾阳虚衰，宗筋失养。

治法：温肾扶阳，荣养宗筋。

处方：熟地10g，山药10g，山芋10g，淫羊藿10g，茯苓10g，枸杞10g，牛膝10g，菟丝子10g，寄生10g，白芍15g，甘草10g。

水煎服五付，日服三次，药渣泡足。

二诊：仍然不举，周身乏力，继以上方加仙茅10g，服药五付。嘱其勿急，循序渐进，心态放松，夫妻沟通。

三诊：服药后诸症恢复，又服上方三付，后改服金匮肾气丸20粒，日服两次，10日后坚持每次服15粒。嘱其生活有度，心胸开朗。

〈按〉对阳痿之症，《景岳全书》曰："火衰者十居七八，火盛者仅有之耳。"临证时不可不审，切莫接手即以补肾壮阳之品为之，往往会适得其反。火衰日久必致阴亏或阴液亏损而致火衰，此阴阳互根，相互消长，相互资生之意也。温阳之品，虽能壮阳，亦能伤阴。要阴阳相济，取阴中求阳，正所谓"阳得阴助，阳而生化无穷"。应初以调补肝肾之阴为主，兼顾脾胃，于补阴之中加入补阳温润之品而获良效。

笔者临证多采用六味地黄汤、知柏地黄丸、右归饮、二仙汤、逍遥散、柴胡疏肝散、小柴胡汤、二陈汤、定志汤等加减化裁，审证投之而疗效显著。

菟丝子，性微温味甘辛，入肝、肾、脾三经，有补肝肾、生精髓、坚筋骨之功效。菟丝子味甘，质多脂液，既能补肾助阳，又能补阴，温而不燥，补而不腻，而为壮阳固精、平补滋润之要药，临床用之平稳而显效。《本草汇言》记载："菟丝子，补肾养肝，温脾助胃之要药。但补而不峻，温而不燥，故入肾经，虚可以补，实可以利，寒可以温，热可以凉，湿可以燥，燥可以润。”《本草正义》曰：“菟丝子为养阴通络上品。其味微辛，阴中有阳，守而能走，与其他滋阴诸药之偏于腻滞者绝异。”

沙苑子，异名沙苑蒺藜、同州白蒺藜、沙苑白蒺藜、沙蒺藜等。性温味甘，入肝、肾、心经，具有补肝、益肾、强阴、固精、明目之功效。《本草汇言》记载：“沙苑蒺藜，补肾涩精之药也……补肾固精，强阳有子，不烈不燥，兼止小便遗沥，乃和平柔润之剂也。”

白芍，性凉味苦酸，入肝、脾经，具有养血、柔肝、缓冲、敛阴之功效。肝者，罢极之本，肝失条达，则宗筋所聚无能。《药品化义》曰：“白芍药微苦能补阴，略酸能收敛。因酸走肝，暂用之生肝。肝性欲散恶敛，又取酸以抑肝。故谓白芍能补复能泻。”临证运用白芍，其量要在10g以上为要。

萆薢，性平味苦甘，入肝、脾、胃、肾、膀胱经，具有祛风、利湿之用。男子过食醇酒肥甘厚味，聚湿生热，湿热下注，使经络气血壅滞，宗筋弛纵，而致阳痿。《内经》曰：“肾欲坚，急食苦以坚之。”苦寒坚阴，渗淡祛湿为其主则。《本草正义》记载：“萆薢，性能流通脉络而利筋骨……虽微苦能泄，而质轻气清，色味皆淡，则清热利湿，多入气分，少入血分。”

虽然“火衰者十居七八”，切不可见痿之症即投壮阳之品，定要审证求因，详察病史。笔者曾接诊一位30岁患者，临证头痛剧烈，甚则撞壁，望其面红目赤，烦躁不安，腰酸腿软，舌红脉象弦数。经询察病发前因阳事不利，求医投以壮阳之剂，连服十付后而病发。此乃相火过盛，上扰清阳所致。处方：旱莲草10g，女贞子10g，生地10g，丹皮10g，知母10g，黄柏10g，木通5g。服药三付，头痛得解。

患此病者心情十分复杂，有的羞于启齿，有的心情郁闷，有的经过多方诊治罔效而失去信心，有的过于压抑而思想负担沉重。医者要真诚地对待，关怀备至，尽快减轻其思想负担，树立信心，携手共勉使其早日康复。要鼓励、支持夫妻双方沟通交流，相互包容，相互体贴，才会获取美满的生活。

九、腹痛

腹者，肚也，在胸部下方，脐以上的部分叫“大腹”，脐以下的部分叫“小腹”或“少腹”。腹痛病名，始于《扁鹊仓公列传》:“齐中尉潘满如病少腹痛。”临证多以腹痛为主症，诊治腹痛要立足于整体，重视于局部，局部与整体相结合。既要注意标、本、缓、急，又要密切关注病情变化；借助于现代医学的检查和诊断，懂得“他山之石，可以攻玉”，再运用中医的特点，审证求因，辨证施治。

腹痛种类繁多，诸如阑尾炎（肠痈）、胆道蛔虫症（蚘厥）、胆囊炎（胆心痛、胁痛、肝气痛）、肠梗阻（关格、肠结）、溃疡病（心腹痛、胃脘痛）、结肠炎（腹痛、泄泻、肠风）等。

病案1：刘某，男，35岁，工人

证候：慢性阑尾炎，已有三年，时时发作，惧怕手术，保守治疗。近五日来，劳作过度，心情郁闷，右下腹痛，痛有定处，疼痛拒按，午后发热，口苦咽干，纳差便干。舌苔黄，脉象弦数。

病机：肝胆郁热，血瘀成痈。

治法：清热解郁，活血化瘀。

处方：败酱草30g，蒲公英15g，皂刺10g，柴胡15g，生薏米20g，大黄3g，黄芩10g，元胡10g，川楝10g，白芍20g，丹皮10g，甘草10g，金银花20g。

水煎服五付，日服三次，药渣热敷右下腹，有肠鸣声，局部有收缩感，作用显效。

二诊：服药后症状减轻，药渣热敷收到预想之效，大便虽干，可以排出，继以前方大黄改5g，桃仁10g，五付药日服三次，坚持药渣热敷。

三诊：诸症悉除，便通痛止，上方减大黄、桃仁，继服五付巩固。

四诊：一切正常，为避再发，采用外用法，即败酱草30g，蒲公英30g，地丁20g，生薏米30g，山慈菇15g。五味药煎煮热敷右下腹，每晚进行一次，每付药用一周，共用五付，病未复发。

病案2：那某，男，16岁，学生

证候：右上腹及剑突下疼痛已有三日，时而有“钻顶”样绞痛，疼时痛苦难忍，甚则汗淋，缓解后态如常人，时发时止，有排蛔虫史。舌淡苔薄黄，脉象弦。

病机：肝胆郁热，蚘厥之症。

治法：安蛔止痛，清热利胆驱虫。

处方：乌梅10g，槟榔10g，川楝10g，使君子6g，白芍20g，元胡10g，木香10g，苦楝皮10g，青蒿10g，黄芩10g，柴胡10g，生甘草10g。

水煎服三付，日服三次，缓缓咽服。

二诊：服尽一付后，疼痛已轻，痛可耐受，服完两付药后，排虫两条，诸症减轻，药尽，诸症悉除，精神常态。嘱其注意饮食卫生，饭前便后要洗手，饮食有节。每日将五粒使君子烤熟，用乌梅水送服，坚持三周，其病未发。

病案3：邵某，女，48岁，外地

证候：右胁疼痛，时轻时重，已有半年，西医诊断位胆囊炎。近三日疼痛加剧，时而窜痛，时而绞痛，伴有口苦咽干，午后发热，心烦急躁，时而恶心，便干溲赤。舌红苔黄略腻，脉象弦滑数。

病机：肝胆郁热，湿热中阻，冲任失调。

治法：疏肝理气，清热利湿，调理冲任。

处方：柴胡15g，黄芩10g，白芍15g，生麦芽30g，木香10g，郁金10g，元胡10g，金钱草20g，半夏10g，陈皮

10g，大枣 10g，焦槟榔 10g，甘草 10g。

水煎服五付，日服三次。嘱其忌辛辣、油炸食品，禁怒郁之情。

二诊：服药后疼痛减轻，仍心烦急躁，午后乏力明显，继以上方加淮小麦 30g，玫瑰花 10g。

三诊：服药后诸症悉除，恢复常态。改服中成药：保和丸 6g，早服，逍遥丸 6g，晚服。用金钱草、玫瑰花等份代茶饮，送服成药。

病案 4：刘某，女，62 岁

证候：胆囊结石，已有三年余，时有胁痛，过劳过食，则疼痛甚，伴有口苦咽干，脘腹胀满，心烦急躁，面黄消瘦，纳差不甘，大便干结。舌淡苔薄略黄，脉象沉弦。

病机：肝胆蕴热，湿热凝集。

治法：清热利湿，行气止痛，利胆排石。

处方：柴胡 10g，黄芩 10g，元胡 10g，金钱草 15g，内金 30g，白芍 15g，川楝 10g，海金沙 15g，枳壳 10g，藿香 10g，大黄 1.5g，焦槟榔 10g，甘草 10g。

水煎服五付，日服三次。嘱其服药后排便于盆，水洗查石。

二诊：药后排石，随即带来一个 30mL 塑料药瓶，内装满满一瓶形态各异、颜色不同的沙石。她道：每次排便在盆，用水洗出各种各样的砂石，拿来请医生看一看疗效的证实。我将把它保存好，留作纪念，让子孙铭记大夫的功德。

病案 5：周某，男，40 岁，经商

证候：慢性结肠炎已有三年，左侧腹痛，时轻时重，近一周来，天气寒冷，情绪紧张，疼痛又甚，时时肠鸣，腹胀乏力，大便溏薄，日行三四次，天明前腹痛即泄。舌淡苔薄白，脉象沉弦细。

病机：脾胃虚弱，气机不畅，运化失权。

治法：健脾和胃，理气抑肝，固肠止泻。

处方：山药15g，白术10g，白芍30g，太子参10g，扁豆10g，元胡10g，内金10g，肉豆蔻10g，枳壳10g，藿香10g，甘草10g，五味子10g。

水煎服五付，日服三次，煎渣热敷腹部。嘱其拒寒保暖，忌食生冷、油炸食品，生活规律，情绪良好，切勿过劳。

二诊：服药后腹痛、肠鸣、便溏均有好转，仍觉劳累紧张，继以前方加生麦芽30g，连服十五付，诸症悉解。改服中成药：早服五子衍宗丸一丸，晚服参苓白术丸6g。

〈按〉腹痛之为病，不外寒、热、虚、实、气滞、血瘀、食滞所致。“通则不痛，不通则痛”，要辨其疼痛的部位及疼痛的性质，必要时借助现代医学的检查手段。要局部和整体相结合，通过望、闻、问、切及辨证施治手法，以中医治疗原则而施之，切勿见病治病。

腹痛的特点：①肠痈之证：痛点在右下腹，有压痛和反跳痛，下肢阑尾穴有压痛；②蚘厥之证：右上腹及剑突下疼痛，有阵发性“钻顶”样绞痛；③胁痛之证：右胁部绞痛或窜痛，若为胆石症，右胁绞痛，痛涉右肩部，多于饱餐后或过食油腻、饮酒、情绪波动而发病；④肠风之证：间断性绞痛或隐痛，多在左下腹部，也有在双侧腹部或双下腹部疼痛。

阑尾炎案：肠痈之病，不论是否成脓，凡见舌苔黄、脉数等大多实热充斥之候，皆宜下其瘀热。《内经》曰：“其下者，引而竭之。”竭者，尽也。以败酱草为主，清热解毒，破瘀排脓。此药为外科痈疡排脓之要药。配伍蒲公英，清热解毒，消痈散结。皂刺，散瘀消肿，其性辛散温通，药力锐，为消肿排脓之要药。生薏米，具有清热排脓之功效。合伍为用，清热解毒、消痈散结、化瘀活血之力尤佳，实为治疗肠痈之主要药物。

肠痈案：为湿热、气滞、血瘀等流注肠中，气血瘀阻而致肠道消化不利，郁久化热而成痈。腑的功能是泻而不藏，为传化之腑，以下行通降为顺，以滞塞上逆为病。即所谓“不通则痛”，要以通为用是治疗的主要手段。理气开郁，通里攻下，泄水行瘀，消结导滞，和胃降逆等法均属于此范围。大黄荡涤肠胃，攻积导滞，凉血泻火，逐瘀通络。川楝、元胡为伍，疏肝泄热，理气止痛，是理气活血止痛的常用方剂。元胡性温，味辛、微苦，入心包、肝、脾、肺经，活血行气、止痛作用很强，既入血分，又入气分，凡气血凝滞而致的胸腹疼痛均可用之，其止痛作用有吗啡之功效。白芍者，性微寒味苦酸，入肝、脾二经，具有养血敛阴，柔肝安脾之用；甘草通行十二经，具有清热解毒、调和诸药之功用。二药为伍，缓急止痛，相得益彰。

胆道蛔虫案：是农村常见病之一，多见于儿童、少年。是因肠内蛔虫进入胆管引起痉挛性绞痛，时有“钻顶”感疼痛。虫动则剧痛，虫安则痛暂止。乌梅者，性涩味酸，入肝、脾、肺、大肠经，有安蛔驱虫之功用。《本草求真》曰：“乌梅，入肺则收，入肠则涩，入筋与骨则软，入虫则伏……”安蛔是其首要之举，配伍使君子、苦楝皮、槟榔、川楝诸药，健脾化滞，消食杀虫。

胆囊炎、胆石症案：属于中医学“胁痛”“肝气痛”“黄疸”“胆心痛”范畴。多因饮食不节，情志不畅，寒暖失常，外邪入侵而诱发。盖肝喜条达，胆为中精之府，主疏泄，若肝胆气郁，则肝失条达，胆失疏泄而为病。日久化热，湿热蕴结，煎熬胆汁则可生砂石，其又属于五淋之范“砂淋”。方中用小柴胡汤、木金散、甘麦大枣汤加减化裁。止痛用元胡、白芍、甘草。金钱草、海金沙、内金合伍，具有清热、通淋、消肿之用，可通治五淋，效果甚佳。随证选用疏肝解郁、行气利胆之剂。

慢性结肠炎案：此证属中医学“腹痛”“泄泻”“肠风”之范畴。脾胃功能失调，脾不升，胃不降，若饮食不节，调护失宜或情志不调，肝郁乘脾，或因其过劳，命门火衰，不能温煦于脾，使脾胃受病，导致清浊不分，混杂而下，并走于大肠而为病。虽为脾胃运化所致，但与肝失条达、肝旺伤脾或肾阳不振、命门火衰关系密切。脾、胃、肝、肾相互为佐，遇冷、油腻、情绪、气滞、过劳等是发病主要原因。笔者以自拟山扁术金汤调和脾胃为基础，配以理气抑肝或温补脾肾之品，使其各司其职，脾升胃降。临证用白芍柔肝抑阴，配甘草，缓急止痛，用元胡理气止痛，藿香醒脾开胃。肉豆蔻，性温味辛，入脾、胃、大肠三经，功于理脾暖胃，涩肠止泻；偏治大肠部之久病寒泄，为中下焦之药，对五更泄尤效，兼有行气止痛之功。《本草正》记载："肉豆蔻，能固大肠，肠既固则元气不走，脾气自健，故曰理脾胃虚冷，而实非能补虚也。"五味子者，性温味酸咸，入肺、肾经，具有收敛肺气、纳肾气之功效。本品虽五味俱备，意以酸味独多，具有收敛作用。《本草纲目》曰："五味子，入补药熟用，酸咸入肝而补肾，辛苦入心而补肺，甘入中宫益脾胃。"肾经得固，遗泻可止。肉豆蔻、五味子同伍，实为互补，涩肠止泻，其功效更佳。

十、腰痛

腰痛，又称"腰脊痛"，是指腰部一侧或两侧疼痛。腰痛之为病，有因外感，有因内伤或因挫闪导致腰部气血运行不畅或失于濡养而为病。《素问·脉要精微论》曰："腰者，肾之府，转摇不能，肾将惫矣。"另《证治准绳》曰："有风，有湿，有寒，有热，有挫闪，有瘀血，有痰积，皆标也。肾虚，其本也。"《诸病源候论》曰："劳损于肾，动伤经络，又为风冷所侵，血气击搏，故腰痛也。"

腰痛以内伤为主，然腰痛者无论外感还是内伤，均以肾虚为主要根源。"邪之所凑，其气必虚""正气存内，邪不可干"。

腰痛者，虚证以补肾强腰为主，实证以祛邪活络为主。二者兼之，要分清主次，标本兼顾。

病案1：周某，男，40岁，环卫工人

证候：腰痛已有半年之久，西医诊为腰肌劳损。初病为劳作遇雨当风，腰痛始作，腰中冷痛，喜暖怕风，遇冷痛重，自觉腰部重着无力，腰酸腿软，周身乏力，尤以腰眼、腰骶部酸沉重痛。舌淡苔薄白，脉象沉弦细微紧。

病机：风寒夹湿，经络阻滞。

治法：祛寒除湿，温经通络。

处方：茯苓10g，白术10g，炮姜10g，牛膝15g，狗脊10g，防风10g，桂枝5g，甘草10g。

水煎服五付，日服两次，药渣加水煮沸泡脚，并要注意腰以下保暖，勿食生冷。

二诊：服药后，全身觉得松弛，仍显腰酸沉重，劳作沉痛，继宗前法加独活10g，桑寄生10g，内服，泡足。

三诊：药后诸症悉除，改服中成药：早服小活络丹一丸，晚服六味地黄丸20粒，腰部贴狗皮膏药。嘱其劳逸结合，冷暖适度，腰部保暖，适量活动腰部，勿过猛弯腰、过力负重。

病案2：李某，女，50岁，教师

证候：近半年来，腰部疼痛，时轻时重，重时疼痛难忍，活动困难，尤以心情不悦疼痛甚，腰痛呈走窜不定，时涉累下肢，伴有胸闷气短，嗳气多汗，月经不准。舌淡苔薄白，脉象沉弦滑。

病机：气滞血瘀，经络壅阻，冲任失调。

治法：活血化瘀，理气止痛，调理冲任。

处方：生麦芽20g，木香10g，郁金10g，白芍20g，怀牛膝15g，寄生10g，狗脊10g，桃仁5g，威灵仙10g，陈皮10g，半夏10g，甘草10g。

水煎服五付，日服两次，药渣加水煮沸泡脚。

二诊：服药诸症轻，效不更方，继服上方五付，要注意劳逸结合，腰部保暖，切勿过劳。药尽腰痛止，心情愉悦，改服中成药：早服逍遥丸6g，姜水送服，晚服五子衍宗丸一丸。

病案 3：刘某，男，62 岁

证候：腰痛已有十余年，时轻时重，平常腰酸腿软，腰痛时觉得酸痛，喜按揉，经常求医按摩。近十日前，过劳后疼痛难忍，转侧困难，头晕目眩，口苦咽干，心烦急躁，纳差不甘，西医排除腰椎间盘病患。舌淡红少苔，脉象沉弦细。

病机：肝肾两虚，腰失濡养。

治法：滋补肝肾，养血荣经。

处方：生地 10g，山芋 10g，山药 10g，牛膝 15g，白芍 15g，茯苓 10g，陈皮 10g，半夏 10g，杜仲 10g，狗脊 10g，龟板 10g，甘草 10g。

水煎服五付，日服三次，药渣热敷腰部。嘱其禁烟戒酒，饮淡茶，适当活动，切勿久坐，饮食有节，劳作适度。服药十付腰痛止，改服中成药：早服金匮肾气丸 20 粒，晚服逍遥丸 6g。

病案 4：张某，女，40 岁，经商

证候：腰扭伤半月，搬重物而致。近三日来，疼痛加剧，刺痛拒按，日轻夜重，难转侧身，经期不准，时有带下，心烦气躁。舌淡苔薄白，脉象弦涩。

病机：血络瘀阻，气机壅滞。

治法：理气活血，通经活络。

处方：牛膝 15g，川芎 10g，当归 10g，桃仁 6g，狗脊 10g，木香 10g，郁金 10g，陈皮 10g，半夏 10g，柴胡 10g，甘草 10g。

水煎服三付，日服三次，药渣热敷腰部，再加水煮沸泡脚，嘱其平卧休息，少活动。

二诊：服药后症轻，又服三付腰痛止。

〈按〉凡腰痛者先排除器质性病变，再审证求因，辨证与辨病相结合，方可体现中医治疗特色。

腰痛之证，笔者以牛膝、狗脊、寄生为基本方，再依据临证加减化裁之。牛膝，性平，味甘、苦、酸，入肝、肾经。

具有补肝肾、强筋骨、舒筋利关节、活血通络之功效。牛膝性善下行，走而能补。川牛膝宣通关节及活血通络；怀牛膝舒筋健骨，补肝益肾为用。《本草经疏》记载："牛膝，走而能补，性善下行，故入肝肾。主寒湿痿痹，四肢拘挛，膝痛不可屈伸，肝脾肾虚，则寒湿之邪客之而成病，及病四肢拘挛，膝痛不可屈伸。此药性走而下行，其能逐寒湿而除痹也必矣。"狗脊，即金毛狗脊，性温味苦甘，入肝、肾经，具有补肝肾、强筋骨、祛风湿、利关节之效。《本草经疏》曰："狗脊，苦能燥湿，甘能益血，温能养气，是补而能走之药也。"狗脊能通血脉，补肝肾，祛风湿，腰脊酸痛、关节不利用之辄效。寄生，性平味苦甘，入肝、肾经，具有补肝肾、强筋骨、祛风湿、通经络、益血安胎之功效。《本草求真》："桑寄生，号为补肾补血要剂。"牛膝、狗脊、寄生三药，其归经皆入肝、肾，其味皆苦，苦入肾，肾得补则筋骨有力。牛膝能引药下行，直达病所。临证寒湿阻络而为病者，与肾著汤同伍，用炮姜乃取辛散作用，守而不走，能引药入血分；肝郁气滞血瘀而为病者，加入木金散合二陈汤，以疏肝气，和脾气，和中化痞；外伤血瘀而为病者，加入桃红四物，重于活血化瘀；肝肾两虚之为病者，以六味地黄汤合二陈汤加减化裁，益肝肾，和中化痞。

腰痛为病要内外同治，药渣热敷腰，局部吸收，促其血液运行，经络疏通；药渣加水煮沸后泡足，足部为足三阴、三阳经的穴位集中所在，通过药力的刺激温通，起到益肾补虚，健腰强肾，调和气血，疏肝解郁，疏调经气，舒筋止痛之功效。

外科疾病

一、乳痈

乳痈之证多发生于产后 1 ～ 2 个月的哺乳期妇女。初产妇发病率较高；未婚及产前者也有发者，但为数较少；男性发病者人数则更为稀少。

本病多因情志影响，急怒忧郁，肝郁不舒，气滞血瘀；或因饮食不节，过食肥甘厚味，胃肠热盛，毒热壅阻而成痈。痈，即气血受毒邪所困而痈塞不通。凡肿疡表现为红肿高起，焮热疼痛，周围界限清楚，在未脓之前无疮头而易消散，已成脓易溃破，溃后脓液稠黏，疮口易敛的，都称为“痈”。痈分为外痈、内痈两大类。外痈多发于体表部位，乳痈即为外痈类。

病案 1：李某，女，28 岁，幼师

证候：产后月余，乳房红肿，热痛难忍，已有五日。伴午后发热，口苦咽干，心烦急躁，便干溲赤。舌红苔薄黄，脉象弦滑数。

病机：肝气不舒，胃热壅盛。

治法：疏肝解郁，清热解毒。

处方：柴胡 15g，黄芩 10g，金银花 15g，蒲公英 15g，瓜蒌 15g，地丁 10g，半夏 10g，夏枯草 10g，白芍 20g，陈皮 10g，甘草 10g。

水煎服三付，日服三次，用药渣敷双乳。嘱其心情放松，尽量喂奶，忌食辛辣，少食厚味，多食蔬菜。

二诊：服药诸症减轻，并坚持喂乳，效不更方，继以前方服五付后病愈。叮嘱：双乳切忌挤压，乳房要进行按摩，按摩前用蒲公英、连翘煮水热敷。

按摩手法：用手五指由乳房四周向乳头方向按摩，不可用力过大，不要挤压或按压乳房。同时用手轻揪乳头，以扩张乳头部之输乳管。

病案 2：何某，男，40 岁，工人

证候：双侧乳部肿痛一周，痛涉两胁，口苦咽干，心烦急躁，平素嗜好烟酒，酒后动怒而发病，双乳热通拒按。舌红苔黄腻，脉象弦滑数。

病机：肝郁气滞，湿热中阻，气机不畅。

治法：清热解毒，理气活血，化滞消痈。

处方：柴胡15g，黄芩10g，木香10g，蒲公英20g，郁金10g，葛根6g，赤芍10g，金银花15g，桔梗10g，陈皮10g，甘草10g，夏枯草10g。

水煎服五付，日服三次，药渣热敷双乳。嘱其保持心情愉悦，饮食有节，禁烟限酒，少食辛辣、浓茶、肥甘，叮嘱药后及时复诊。

二诊：服药以后，诸症悉减，继服前方五付。

三诊：诸症悉除，继服三付以资巩固。

柴胡15g，黄芩10g，白芍10g，蒲公英10g，枳壳10g，葛根3g，陈皮10g，夏枯草10g，甘草10g。

〈按〉乳痈之病，遵其外科治疗原则，内外治疗结合，要"以消为贵"。尤其是在病初期阶段阻断其发展，以免病邪深入。有表邪者解表；里实者通里；热毒者清热解毒；湿者祛湿；气滞理气；血瘀者化瘀。

蒲公英、金银花、夏枯草三药合伍，具有清热解毒，消肿散结之功效，为治疗乳痈之主要药物。蒲公英性寒味甘，入肝、脾、胃经，清热解毒，消肿散结；金银花，性寒味甘，入肺、胃、心、脾四经，既清风温之热，又解血中之毒；夏枯草，性寒味辛苦，入肝、胆经，具有清肝火、散郁结之功效。《医林纂要》记载："蒲公英，能化热毒，解食毒，消肿核，疔疔毒乳痈，皆泻火安土之功。"随症加减，柴胡、黄芩为伍，舒肝解郁清热；木香伍郁金，行气解郁，凉血破瘀。《药品化义》曰："木香，香能通气，和合五脏，为调诸气要药。"《本草汇言》记载："郁金，清气化痰，散瘀血之药也。其性轻扬，能散郁滞，顺逆气，上达高颠，善行下焦，心肺肝胃气血火痰郁遏不行者最验。"

葛根，性平味甘辛，入肝、胃经。《本草汇言》曰："葛根，清风寒，净表邪，解肌热，止烦渴。泻胃火之药也。"

《药品化义》曰："葛根……因其性味甘凉，能鼓舞胃气，若少用五六分，治胃虚热渴，酒毒呕吐，胃中郁火……"嗜酒者，酒毒蕴于中州，用葛根以解之。

瓜蒌，性寒味甘，具有清热、理气、宽胸、散结之功效。《本草便读》曰："瓜蒌……一切肺痈、肠痈、乳痈之属火者，尤为相宜。"鲜瓜蒌捣烂外敷，对乳痈轻者二三日即可愈。用法：敷满乳房，留一小孔，如若化脓，以备从小口处流出，此乃民间疗法，用之有效。

二、丹毒

丹毒之为病，是以患处皮肤突然鲜红成片，色如涂丹，灼热胀痛，迅速蔓延为主要特征。特点是起病急，蔓延快，好发于下肢和面部。局部可出现界限清楚的片状红疹，颜色鲜红，并稍隆起，压之可褪色，可有烧灼样疼痛。《诸病源候论》记载："丹者，人身忽然焮赤，如丹涂之状，故谓之丹。或发于足，或发于腹上，如手掌大，皆风热恶毒所为。重者，亦有疽之类，不急治，则痛不可堪，久乃坏烂。"其病发有定处：在胸、腹、腰、胯等处者称为内发丹毒；发于头面部者称为抱头火丹；发于小腿、足部，称为流火；新生儿多发于臀部，称赤游丹。

若皮肤、黏膜破溃，外受火毒与血热搏结蕴阻肌肤，不得外泄而为病；皮肤、黏膜破伤，毒邪乘隙而入而成疾。《圣济总录》曰："热毒之气，暴发于皮肤间，不得外泄，则蓄热为丹毒。"

丹毒的潜伏期为3～5天，此间有突觉身冷似感冒，局部又有灼痛之感，大部分患病者都找西医按神经痛对症治疗。若用清热、解毒、凉血、止痛法为主法，会取得良好的效果。

病案1：郑某，男，62岁

证候：右下肢红肿灼痛，已有五日，伴有午后热甚，口苦咽干，心烦急躁，纳差不甘。舌红苔黄腻，脉象滑数。

病机：湿热内蕴，毒热侵肤。

治法：清热利湿，解毒凉血。

处方：柴胡15g，黄芩10g，丹皮10g，赤芍10g，金银花15g，蒲公英20g，皂刺10g，地丁10g，甘草10g。

水煎服五付，日服三次，药渣加醋，冷敷患处。嘱禁食辛辣、鱼腥等物，禁烟酒，注意休息，抬高患肢。

二诊：服药后诸症减轻，患肢消肿，仍有纳差乏力，继以前方加藿香10g，炒稻谷芽各10g，连续服用十付药康复。嘱其饮食有节，少肥甘，多菜果，饮淡茶，劳作有时，晚上坚持热水泡脚。

病案2：李某，男，63岁，经商

证候：右胁肋部红肿、窜痛，已有一周，伴有心烦急躁，口苦咽干，头晕目眩，时有身热，嗳气纳呆，夜寐不宁。舌淡红苔黄腻，脉象弦滑数。

病机：肝胆郁热，脾胃湿热，热毒蕴肤。

治法：舒肝解郁，清热解毒。

处方：柴胡15g，黄芩10g，白芍20g，丹皮10g，木香10g，郁金10g，金银花20g，枳壳10g，蒲公英30g，地丁10g，连翘15g，升麻5g，藿香10g，甘草10g。

水煎服五付，日服三次，药渣加醋湿敷患处。嘱其禁食辛辣、鱼腥等物，禁烟酒，生活规律，心情愉悦。

二诊：服药后心情舒畅，疼痛减轻，局部仍有红肿，上方加龙胆草6g，服法同前。

三诊：诸症已除，仍觉右侧胁部不适，此乃余邪未尽。处方：柴胡10g，白芍15g，枳壳10g，川楝10g，元胡10g，藿香10g，金银花15g，蒲公英20g，地丁10g，甘草10g。水煎服五付，日服三次。药尽病除。

病案3：邹某，女，40岁

证候：左额部皮肤焮红灼热，肿胀疼痛，已有三日，时有抽痛，双目难睁，心烦急躁，午后身冷发热，口苦咽干，夜寐不宁。舌红苔黄，脉象弦滑数。

病机：风热邪毒，蕴于肌肤。

治法：疏风清热，凉血解毒。

处方：柴胡 15g，黄芩 10g，白芷 10g，升麻 6g，金银花 15g，连翘 15g，蒲公英 20g，地丁 10g，丹皮 10g，薄荷 5g，甘草 10g。

水煎服五付，日服三次，药渣湿敷患处。嘱其忌辛辣、鱼腥，保持心态平稳。

连续服药十付病除。

〈按〉丹毒为病，火毒、血热搏结，蕴于肌肤，不得外泄而发病。清热、解毒、凉血、止痛是其主法。金银花、蒲公英、地丁、连翘为其首选之品。

金银花，性寒味甘，入肺、脾、胃、心四经。具有清热解毒之功效。其气味芳香，既可以清风温之热，又可解血中之毒。《本经逢原》记载："金银花，解毒祛脓，泻中有补，痈疽溃后之圣药。"

蒲公英，性寒味苦甘，入肝、脾、胃经。功于清热解毒，消肿散结。《本草正义》曰："蒲公英，其性清凉，治一切疔疮、痈疡、红肿热毒诸症，可服可敷。"

地丁，性寒味苦辛，入心、肝二经。具有凉血解毒、清热消肿之功效。《本草正义》曰："地丁，专为痈肿疔毒通用之药。"

连翘，性微寒味苦，入心、胆、三焦、小肠四经。功于清热解毒，消肿散结。前贤张锡纯云："连翘，具升浮宣散之力，流通气血，治十二经血凝气聚，为疮家要药。能透肌解表，清热逐风，为治风热要药，且性能托毒外出。"依据病发部位，在首选药基础上随症加减化裁而获取疗效。

风热毒蕴者，疏风清热解毒；肝脾湿火者，清肝泻火解毒；湿热毒蕴者，清热利湿解毒。

凡丹毒病，坚持内服和湿敷相结合，并且要叮嘱病家忌辛辣、鱼腥之物，禁烟酒，少肥甘，多清淡，要避免劳累，保持良好心态，卧床休息为要。

三、带状疱疹

带状疱疹，中医学称为“蛇串疮”“缠腰火丹”“蛇丹”“蜘蛛疮”“火带疮”，多发于春秋季节，成人多见。其症状特点：疼痛、皮疹出现前，有区域性知觉过敏或针刺样感觉疼痛；发病区域内出现红斑，红斑上有集簇性或散在性小水疱，呈带状分布，水疱呈半球形，内容透明，数日后逐渐浑浊，干燥结痂，痂脱落后，不留痕迹。发病部位大多在肝胆经循行部位，如眼、耳、四肢、胸腹等，一般多为单侧发病。

本病多因情志内伤，肝气郁结，久而化热生毒，外发成疾。饮食不节，脾失健运，湿热内生，外溢皮肤，感受外邪，搏结化毒而发病。发病前多有患处局部灼热之感，时有疼痛之症，大多病者求西医以神经痛论处。此间若以中医为主，定能依据发病部位与肝胆经循行部而论治，法用清热解毒，通络止痛而获效。

病案1：刘某，男，63岁

证候：右肋下带状疱疹，已有十日，疱疹基本消退，仍疼痛难忍，稍抚摸即现如火燎之痛感，伴有口苦咽干，心烦急躁，夜寐不宁。舌紫苔薄白，脉象弦细。

病机：气滞血瘀，毒热未尽。

治法：活血化瘀，通络止痛。

处方：生地10g，川芎10g，白芍20g，桃仁6g，红花6g，贯众10g，木香10g，郁金10g，蒲公英15g，柴胡10g，黄芩10g，甘草10g。

水煎服五付，日服三次。药渣湿敷患处，七厘散醋调外敷，两小时去掉，药尽病除。

病案2：李某，女，43岁，经商

证候：右侧额部疱疹，已有五日，疱疹红赤，疼痛难忍，伴有心烦急躁，口苦咽干，头晕目眩，胸胁胀满，午后发热，纳差不甘，便干溲赤，时现尿痛。舌苔薄黄，脉象弦数。

病机：肝胆郁热，湿毒外溢。

治法：解郁清热，利湿解毒。

处方：柴胡 20g，黄芩 10g，半夏 10g，蒲公英 15g，陈皮 10g，胆草 6g，木香 10g，板蓝根 15g，贯众 10g，升麻 3g，白芷 10g，川楝 10g，元胡 10g，甘草 10g。

水煎服五付，日服三次，用药渣湿敷。嘱其忌辛辣、鱼腥等物。

二诊：疱疹已干燥结痂，仍患处疼痛，继以前法加减从之。

柴胡 15g，黄芩 10g，贯众 10g，板蓝根 15g，升麻 3g，白芷 10g，木香 10g，金银花 10g，郁金 10g，元胡 10g，甘草 10g。水煎服三付，继湿敷患处，药尽病除。

病案 3：周某，男，41 岁，公交司机

证候：左侧腹部带状疱疹，已有四日，疱疹色淡，破溃渗水，疼痛难忍，服药罔效。伴有头晕目眩，口苦咽干，纳差腹胀，夜寐不宁，大便溏臭。舌胖苔黄腻，脉象濡数。

病机：脾胃热盛，毒热蕴结。

治法：调和脾胃，清热解毒。

处方：柴胡 15g，黄芩 10g，半夏 10g，蒲公英 15g，厚朴 10g，陈皮 10g，贯众 10g，板蓝根 20g，藿香 10g，白芍 15g，甘草 10g，苍白术 20g。

水煎服五付，日服三次，药渣湿敷患处。嘱其忌烟酒及辛辣、鱼腥等物。

二诊：服药后症状减轻，疱疹已结痂，仍时现疼痛，胃脘胀满，继以前法加减。

柴胡 15g，黄芩 10g，半夏 10g，金银花 20g，厚朴 10g，陈皮 10g，贯众 10g，川楝 10g，元胡 10g，白芍 15g，藿香 10g，苍白术 20g，甘草 10g。水煎服五付，日服三次，药渣湿敷后醋调七厘散敷于患处，敷两小时。

病尽痂除康复。

〈按〉带状疱疹多因情志不遂或肝胆火盛，内蕴湿热，外感毒邪而诱发。局部显著疼痛为本病的特点。个别患者于皮疹消退后疼痛仍顽固不退。法以清热解毒，凉血祛湿，理气止痛，以金银花、板蓝根、蒲公英、贯众为清热解毒之要药。

《本草新编》曰："蒲公英，泻胃火之药，但其气甚平，既能泻火，又不损土，可以长服久服而无碍……然金银花得蒲公英而其功更大。"板蓝根，性寒味苦，入肝、脾经，具有清热解毒、凉血止血之功效，其作用特点偏于局部。贯众，性微寒味苦，入肝、脾经，具有清热解毒、凉血止血之功效，在治疗带状疱疹中是必不可少的药物。《名医别录》曰："除头风，专指风热言之，凡大头瘟肿连耳目，用泄散而不遽应者，但加入贯众一味，即邪势透泄，而热解神清，不独苦寒泄降，亦气之足以散邪也。"上四药皆为主要之药也，不可缺少。若肝郁化热者，选用小柴胡汤、柴胡疏肝散、木金散等加减化裁；气滞血瘀者，选用桃仁四物汤、通窍活血汤等；脾胃湿热者，选用柴平散、除湿胃苓散等加减化裁。

临证治疗要内服外用相结合，重视忌口。

带状疱疹外治药：京万红软膏，患处消毒后，涂药包扎；七厘散：与凡士林调匀，比例2∶8，局部消毒，针扣刺以隐隐出血为度，敷药包扎；云南白药：用白酒或麻油调，敷于患处，每日换三次；牛黄解毒丸，淡盐水调匀外敷。

妇科疾病

人体脏腑经络气血的活动，男女基本上是相同的，但妇女在生理上有月经、胎孕、产育和哺乳等不同于男子的特点，因此妇女脏腑经络气血的活动和男子又有所不同。因而在一定范围内产生一些特有的疾病，尤以月经不调最为常见，其次则为带下、妊娠、产后诸症。

健康女子一般在14岁左右，月经开始来潮，以后有规律地一月一次，直到49岁左右为止。这中间除妊娠、哺乳以外，都有规律地按期来潮，这是生理常态。但也有身体无病而月经两月一至者，称为“并月”，三月一至者名为“居经”，一年行经者称作“避年”等，这些都是生理的个别现象。

正常行经期一般持续3～5天，多则不超过一周；经血为红色，开始时较浅，中间逐渐加深，最后呈淡红色；经质不稀不稠，不凝结，无血块，亦无特殊气味；经量适中。《内经》云：“女子七岁肾气盛，齿更发长，二七而天癸至，任脉通，太冲脉盛，月事以时下，故有子……七七，任脉虚，太冲脉衰少，天癸竭，地道不通，故形坏而无子也。”系统地阐述了妇女月经的产生和断绝的生理特点，是决定于肾气的盛衰、任冲二脉的通盛与虚衰、天癸的“至”与“竭”。月经的主要成分是血，而血为脏腑所化生，其运行必赖于气，通过经脉才能达到胞宫。由此，月经的产生与脏腑功能的正常、气血的旺盛、天癸的成熟、经脉的通畅有着密切关系，亦是脏腑、经络、气血、天癸作用于胞宫的正常生理现象。

妇科疾病的发病原因是多方面的，但亦不外乎外感六淫、内伤七情，以及饮食、劳倦、房事所伤等，均能导致气血失调，脏腑功能失常，冲任二脉损伤，从而导致经、带、胎、产等方面妇科病的发生。外感六淫之邪，主要以寒、热、湿邪发病为多见，女子以血为主，血得寒则凝，寒盛则血瘀不通而为病；血得热则行，热盛易迫血妄行而为病；湿邪内蕴，则可导致带下过多之病症。情志所伤更是妇科疾病发生的重要原因之一。

妇科疾病仍以病因、病理辨证施治为诊治重点，但因其有经、带、胎、产等特点，故又需注意治疗上的特殊性，更要分清致病先后的因果关系。如月经病，若因他疾所致，就应以治他疾为主，调经为辅；若因月经疾患而致病，则应以调经为主，治疗他疾为辅。

一、月经先后不定期

病案：张某，女，33岁，教师

证候：月经不准，或前或后，经行不畅，血量不均，经行色淡，乳房胀痛，胸闷不舒，心烦急躁，小腹胀痛，头晕目眩，夜寐不宁，腰酸腿软，行房不爽。舌淡苔薄白，脉象沉弦。

病机：肝郁不舒，脾胃不足，冲任失调。

治法：舒肝解郁，滋阴健脾，调理冲任。

处方：柴胡10g，当归10g，白芍15g，生地、熟地各20g，茯苓10g，白术10g，黄芩6g，木香10g，郁金10g，枳壳10g，大枣10g，甘草10g，生姜5g。

水煎服五付，日服两次。嘱其保持心情舒畅，生活规律，饮食有节。

二诊：服药感觉良好，时有气短乏力，继以上方去枳壳加山药10g，菟丝子10g，服五付。

三诊：月经来潮，已行三日，月经量可，乳胀痛轻，继以理气养血、调理冲任法。

柴胡10g，当归10g，白芍15g，生地、熟地各20g，木香10g，郁金10g，茯苓10g，菟丝子10g，白术10g，山药10g，大枣10g，生姜3大片，甘草10g。水煎服五付，药尽改服中成药：早服逍遥丸6g，姜水送服，晚服五子衍宗丸一丸，淡盐水送服。连服两周再诊。

四诊：诸症悉除，心情愉悦，继服上方五付，若服后月经以时下，可继服中成药以巩固之，若月经未至请再诊。

半年后诊治他疾，言明月经以时下，诸症未发。

〈按〉肝司血海而主疏泄，郁怒伤肝，肝气抑郁则肝之疏泄失常，是以月经不定期。肝经脉抵小腹布胸胁，气机不畅，故胸闷不舒，乳腹胀痛。肾阴不足，则髓海不充，阴血虚不能荣于胞宫，冲任受阻而为病。用四物汤养血调经；逍遥散功于舒肝解郁，养血健脾；山药、菟丝子益肾强身。

山药，性平味甘，入肺、脾、胃三经。具有健脾，补肺，固肾，益精，止泻痢，化痰涎，润皮毛之功效。前贤张锡纯推崇山药液多质浓，强志育神，补脾土之功最捷，健脾补中气而不滞气，养肺肾之阴血不碍渗湿，温养中兼有收涩，用之虽功缓而效捷。《医经溯洄集》记载："干山药，虽独入手太阴经，然其功亦能强阴，且手太阴为足少阴之上原，原既有滋，流岂无益。"菟丝子，性平味辛甘，入肝、肾、脾三经，具有补肝肾，生精髓，坚筋骨，滋阴明目，通淋止渴之功效。既能补肾助阳，又能补阴，温而不燥，补而不腻。《本草新编》曰："菟丝子，正补心、肝、肾之圣药，况又不杂之别味，则力尤专，所以能直入三经以收全效也。"二药合伍，更助调理冲任之功效。

二、经前紧张综合征

病案：何某，女，34岁，工人

证候：三年以来，月经前七天左右，烦躁易怒，头痛不寐，乳房胀痛，胸闷胁痛，口苦咽干，纳差不甘，腰酸带黄。月经来潮，诸病悉消。舌淡苔薄微黄，脉象弦细数。

病机：肝郁气滞，肝肾阴虚。

治法：疏肝解郁，养血行滞。

处方：柴胡15g，黄芩10g，白芍15g，川芎10g，木香10g，郁金10g，半夏10g，当归10g，山药10g，菟丝子10g，甘草10g。

水煎服五付，日服两次。嘱其忌辛辣、生冷饮食，调节情志，生活规律。

二诊：服药诸症减轻，继宗前法五付服之。

三诊：心情舒畅，昨日来潮，诸症悉除，效不更方，继服药五付。随后改服中成药：逍遥丸6g，日服两次，姜水送服，以资巩固。

〈按〉本证特点是在月经前一周左右，现烦躁易怒、头痛失眠、乳胀胸闷等；月经来潮，症状自行消退，具有周期性规律。本病的主责在于“肝”。刘河间的“少年治肾，中年治肝，老年治脾”之论述，甚为精辟。中年妇女正是经、孕、产、乳之旺盛时期，屡耗阴血，外加家事工作之劳累，情绪易偏激。血虚肝旺，肝气横逆而为病。多发于青壮年妇女，造成很大的痛苦，影响工作和生活。

本案之病，每每发于经前，即为发病有时而选用小柴胡汤，依据“俱有一证便是”呈训从之，合逍遥散、木金散加减化裁。使之肝郁得解，气郁得舒，阴血得养。以调肝为主，于育阴之中不忘理气，疏肝之中必兼养阴。

三、痛经

病案：高某，女，17岁，学生

证候：十二岁来潮，行经腹痛，已有五年之久，行经有块，少腹冷痛，痛重于胀，痛如刀割，素饮冷食，伴有急躁易怒，腰酸带下。舌质淡苔薄白，脉象弦。

病机：气滞血瘀，寒湿凝聚。

治法：理气化瘀，温经化湿，调理冲任。

处方：熟地10g，当归10g，白芍15g，川芎10g，川楝10g，元胡10g，阿胶10g，艾叶6g，山药10g，甘草10g。

水煎服五付，日服三次，药渣热敷双足。

服药两付，诸症减轻，药尽经止，身体恢复正常。

二诊：一切恢复正常，嘱其服用逍遥丸，每日两次，每次6g，用姜糖水送服。于下次月经前一周服用上方五付，内服外用并举。再次行经一切正常。

〈按〉妇女经期泻而不藏，精血外流，此时精血不足表现较为突出。表现为虚实夹杂症，机理乃是气血不和，精血不足，又兼气血郁滞而致病。遵“通则不痛，不通则痛”之法外，还应培补耗损之不足，注重补养精血。四物汤，养血活血，补中有行，活中有养，通治血中百病。金铃子散为理气活血止痛之剂，功于疏肝解郁热。元胡能行血中之气滞，气中之血滞。阿胶养血养阴。艾叶性温而香，暖气血而温经络，逐寒湿而止冷痛。山药益肾补脾，少女正处生长发育之重要阶段，这时之痛经多由肾气未充所致。《妇人大全良方》曰："肾气全盛，冲任流通。"故而要兼顾到肾，而山药滋补肾精。

四、闭经

病案：王某，女，35岁，经商

证候：一年半前做人流后腰酸腿软，精神倦怠，月经量时多时少。盛夏时节喜食冷饮，偶遇琐事，胸胁胀满，心烦急躁，口苦咽干，少腹冷痛，已闭经四月。舌淡苔少，脉象弦细。

病机：肝肾阴亏，气滞血瘀，下元虚寒。

治法：滋补肝肾，理气活血，荣养胞宫。

处方：山药20g，柴胡15g，白芍、赤芍各20g，当归10g，菟丝子10g，牛膝10g，木香10g，郁金10g，坤草10g，茯苓10g，白术10g，炮姜3g，甘草10g。

水煎服五付，日服两次，药渣热敷足心。

二诊：服药后诸症减轻，月经未至，继服上方五付，药尽经至。经期过后改服中成药：早服逍遥丸6g，晚服五子衍宗丸一丸，连服三周后，再服上方五付。

〈按〉闭经原因不外虚实两端。虚者或肝肾不足，精血亏虚，或体弱气血不足；实者或因气滞血瘀，或痰湿内阻，冲任不通之故。临证更有虚实夹杂，本案即为此。盖肝为女子之先天，肝郁不舒，疏泄失职，不能下调冲任，月经不能按时下。《内经》曰："二阳之病发心脾，有不得隐曲，女子不月。"人流后，人身出现肝肾阴亏之候，又饮食不节，商务劳顿，肝郁不舒等而为病。《济阴纲目》记载："人有隐情曲意，难以舒其衷者，则气郁而不畅，不畅则心气不开，脾气不化，水谷日少，不能变化气血以入二阳，血海无余，所以不月也。”方中重用山药，取其补脾胃，功专力达，以利精充血旺，气郁可解之。伍牛膝、益母草、菟丝子以活血通经，温而不燥，补而不腻。以逍遥散、木金散、肾著汤加减化裁，疏肝健脾，荣养胞宫，使其肝、脾、肾之阴阳气血充盛，胞宫充盈，寒热得解，脉道通畅，冲任调和，月经以时下。

五、妊娠恶阻

病案：何某，女，25岁，服务员

证候：妊娠两月，呕恶不能食，脘腹胁痛，唉气叹息，全身乏力，思睡头晕。舌淡苔薄黄，脉象弦滑。

病机：肝胃蕴热，升降失和。

治法：清热和胃，降逆止呕。

处方：青蒿10g，黄芩10g，橘皮10g，竹茹10g，藿香10g，生姜3g，甘草10g。

水煎服三付，日服三次，要徐徐咽下，切勿大口急咽之。煎药时群药先浸泡15分钟，煮沸后文火煎10分钟下生姜，煮5分钟即可。二煎药煎煮15分钟，头二煎兑在一起分三次服用。嘱其饮食清淡，可少量多餐，切勿心态紧张，保持常态，随遇而安。服药两付呕吐即止，药尽为安。

〈按〉妊娠恶阻为病，主要是胃气下降，冲脉之气上逆所致。胃气素虚，妊娠后血盛于下，冲脉之气上逆，胃虚不能降逆；肝脉夹胃贯膈，肝气上逆犯胃，而现胃虚失降或肝热气逆之病症。本案以蒿芩清胆汤合橘皮竹茹汤加减化裁，清热，和胃，理气，降逆而止呕，使其脾气得升，胃气得降，肝胃热清，呕吐自止。

对妊娠恶阻之病的治疗原则是治病与安胎并重，使用药物时应绝对注意妊娠禁忌药，凡是峻下、滑利、行血、破血、耗气及一切有毒药品，均需慎用或禁用。

青蒿，性寒，味苦、微辛，入肝、胆、脾、胃经。能入少阳厥阴血分，去肝胆经伏热，其芳香又能振动脾胃清阳之气，而化暑湿，虽苦寒而不伤脾胃。《重庆堂随笔》曰：“青蒿，专解湿热，而气芳香，故为湿温疫疠要药，又清肝胆血分之伏热。”

藿香，性微温味辛，入肺、脾、胃经。具有升清降浊，行气化湿，醒脾和胃，辟秽止呕之功效。其芳香而不猛烈，温煦而不燥热，是气味芳香、性力平和的化浊药。《本草正义》记载：“藿香，清分微温，善理中州湿浊痰涎，为醒脾快胃，振动清阳妙品。”

六、先兆流产

病案：赵某，女，38岁，教师

证候：受孕两月，阴道断续出血，色淡红，伴有腰酸腿软，下腹坠胀，心烦急躁，纳少时呕，已有两次流产史。舌质淡苔薄白，脉象滑，尺脉弱。

病机：脾肾不足，冲任不固。

治法：健脾益肾，养血安胎。

处方：怀山药15g，黄芩6g，阿胶10g，桑寄生10g，菟丝子15g，川断10g，砂仁3g，升麻炭3g。

水煎服五付，日服两次。嘱其禁欲宁神，放松心态，注意休息。

二诊：服药后已无出血，时有腰酸乏力，纳食一般，脉象滑，继宗前方减去升麻炭，加藿香10g，继服五付。药尽服中成药：早服五子衍宗丸一丸，晚服保胎丸一丸，连服两月。后产一子。

〈按〉先兆流产为中医前辈所谓“胎漏”“胎动不安”之论述，是中医临证常见病患。以在妊娠早期阴道有少量出血，伴有轻微下腹坠痛，腰酸腰痛为主要表现。“滑胎”或“数堕胎”之论述者，即今之习惯性流产。保胎之要，贵在固肾，

“肾以系胎”“任主胞胎”。肾气充足，冲任通盛，脏腑无病，气血旺盛，胞宫才有正常孕育能力。造成“胎漏”“胎动不安”，主要在于肾虚、冲任不固；气血亏损，冲任不足，亦不能养胎；若有胎同房或房欲过度，直接损伤肾气，而冲任不固。只能恢复已损之肾气，益气养血，使肾气旺盛，冲任气固，使冲为血海，任主胞胎复职，胎有所养则能安。方中重用怀山药、菟丝子，为治疗流产之要药。

中医保胎，既重视“保”，更要重视“防”。受孕后一定要减少房事，尤其3个月以内，尽量中止房事为佳，夫妻分居更是暂取之法。这是避免“胎漏”胎动不安”的关键措施，特别是有病史者尤其重要。同时要求孕妇适时卧床休息，消除紧张情绪，心态平稳，密切观察变化。饮食不要过于营养，合理、科学地安排饮食，切勿过食辛辣、肥甘厚味，保护脾胃功能。

五子衍宗丸，处方源于明《六科准绳》。方中重用菟丝子、枸杞子，补肾益精为主，而菟丝子抑阴兼能扶阳，温而不燥，补而不滞；辅以覆盆子、五味子固肾涩精，助阳止遗；用少量车前子泻肾经虚火。本药为补肾，固精止遗平和之药。

保胎丸，处方源于清《胎产新法》，方中用八珍汤佐以黄芪补气养血健脾，鹿茸、寄生、菟丝子、艾炭、阿胶补血温经强腰肾，厚朴、砂仁和胃止呕，枳壳宽胸理气，芥穗、羌活舒利经脉，川贝母润肺止咳。本方具有补气养血，保产安胎之功。

七、产后关节痛

病案：任某，女，36岁，教练员

证候：产后两月，遇冷风袭，周身关节疼痛，尤以上肢肘肩关节痛甚，时有窜痛，遇寒加重，得温痛轻，腰部酸沉发凉如坐水中，纳可，二便正常。舌淡苔薄白，脉象弦细缓。

病机：血脉空虚，风寒湿阻。

治法：养血活血，散风寒湿。

处方：生地、熟地各 20g，当归 10g，白芍 10g，川芎 10g，羌活、独活各 20g，茯苓 10g，白术 10g，炮姜 6g，生姜黄 10g，寄生 10g，防风 10g，甘草 10g。

水煎服五付，日服三次。嘱其药要热饮，取微微汗出，药渣加水煮沸后泡足。勿当风，要保暖。

二诊：服药诸症悉轻，心情愉悦，信心倍增，继服原方五付。

三诊：药尽诸症悉除，改服中成药：早服小活络丸一丸，晚服黄精丸一丸，连服十日。

〈按〉产后体质虚弱，阳气不足，血虚更为常见，腠理不固，略有不慎，风、寒、湿邪得以乘虚侵袭，留驻经络、关节致使气血运行不畅，不通则痛而为病。“正气存内，邪不可干”“邪之所凑，其气必虚”。

本案以四物汤养血；独活寄生汤益肝肾，补气血，祛风湿，止痹痛；肾著汤暖脾胜湿。三方合伍加减化裁，“肾著之病，其人身体重，腰中冷，如坐水中……腰以下冷痛，腹重如带五千钱，甘姜苓术汤主之”。炮姜具有辛散作用，守而不走，能引药入血，而化血中之寒。

八、产后抑郁

病案：王某，女，28 岁，机关工作人员

证候：产后三月余，心情不悦，心烦急躁，少寐多梦，头晕耳鸣，时有胆怯，食欲不振，口苦咽干，性欲无趣，夫妻失和，悲伤欲哭。舌质淡红，苔薄黄，脉象弦细弱。

病机：气阴两虚，肝胆郁热，热扰清阳。

治法：益气养血，疏肝清热，安神醒脑。

处方：淮小麦 20g，柴胡 10g，黄芩 10g，半夏 10g，生麦芽 20g，白芍 15g，茯苓 15g，远志 10g，菟丝子 10g，藿香 10g，大枣 10g，甘草 10g。

水煎服五付，日服两次。嘱其放松心态，勿过于紧张，淡泊宁静，相互宽容。叮嘱丈夫要对妻子多关心抚爱，使其心情愉悦，充分理解妻子的心态，多沟通，多理解，多包容，多付出，顺其所欲。

二诊：服药后诸症减轻，仍有夜寐不宁，时而烦躁，继以上方加生龙牡30g，继服五付。

三诊：心态平稳，夫妻欢乐，故不更方，继服五付后，药尽服用中成药：早服逍遥丸6g，晚服六味地黄丸15粒。服一周以巩固。

〈按〉产后气血不足，气机不畅，思虑过度，情志失调。肝为刚脏，不能条达舒畅，郁久化热，灼伤心阴，干扰心神而为病。属于中医学"郁证""脏躁"范畴。方用甘麦大枣汤，养心安神，和中缓急；加入小柴胡汤合逍遥散加减化裁而获效。生麦芽，清泄肝热；重用白芍以柔肝；远志交通心肾，强志益肾，能通肾气，上达于心，助心阳，益心气；得茯苓、龙牡而效更加；菟丝子既能补阳又能补阴，而且温而不燥，补而不腻，是平补滋润之要药，尤对产后气血不足效更捷。

妇女产后，生活规律被打乱，孕期思想准备不完善，一时情绪会无章，心理发生变化，更有外界的其他刺激等而出现病症。医者要及时开导，缓解其紧张心情，同时更要开导其夫，使家庭保持和谐，相互理解、包容。丈夫要多分担家务，对妻子多关怀抚爱。

九、胎动不安

病案：魏某，女，28岁，军护

证候：一胎六个月多早产，现怀二胎已有四月余，又现腰酸腿软，少腹下坠，心烦急躁，口苦咽干。舌淡苔微黄，脉象弦滑细，尺脉弱。

病机：肝肾不足，郁火蕴内，冲任不固。

治法：滋补肝肾，养血安胎。

处方：阿胶 10g，黄芩 10g，寄生 10g，川断 10g，砂仁 3g，菟丝子 10g。

水煎服三付，日服三次。

二诊：服药后心态平稳，诸症减轻，宗前法继服三付，足月生一八斤女婴。

〈按〉夫妻两地分居，一人带子，虽有母帮，但心情不悦。前胎既因肝肾不足，冲任不固而早产，今又重现，保胎之要，贵在固肾。肾气充足，冲任通盛，脏腑无病，气血旺盛，胞宫才有正常的孕育能力。另影响冲任不固者还有气虚，血虚，血热之故。

阿胶，性平味甘，入肺、肝、肾经，具有滋阴补血，安胎之功效，还有润肺止咳之功。《本草经疏》曰：“阿胶，主女子下血，腹内崩，劳极洒洒如疟状，腰酸痛，四肢酸痛，胎不安及丈夫少腹痛，虚劳羸瘦，阴气不足，脚酸不能久立等证。皆由于精血虚，肝肾不足，法当补肝益血。”黄芩，协同阿胶清热安胎。《滇南本草》曰：“黄芩，上行泻肺火，下行泻膀胱火，治男子五淋，女子暴崩，调经清热，胎有火热不安，清胎热。”菟丝子，性平、微温，味甘、辛，入肝、肺、肾三经，既能补肾助阳，又能补阴，温而不燥，补而不腻，平补滋润之要药，功于补肝肾，益精髓。《本草汇言》曰：“菟丝子，补肾养肝，温脾助胃之药也。但补而不峻，温而不燥，故入肾经，虚可以补，实可以利，寒可以温，热可以凉，湿可以燥，燥可以润。”桑寄生，性平，味苦、甘，入肝、肾经，功效为补肝肾，强筋骨，除风湿，通经络，益血安胎。川续断，性微温味苦，入肝、肾经，功于补肝肾，续筋骨，调血脉，益安胎。《本草汇言》曰：“续断，补续血脉之药也。大抵所断之血脉非此不续，所伤之筋骨非此不养，所滞之关节非此不利，所损之胎孕非此不安，久服常服，能益气力，有补血生血之效，补而不滞，行而不泄，故女科、外科取用恒多也。”全方共奏补益肝肾，养血安胎，补而不腻，温而不燥，肾气充足，冲任通盛，胞宫自安之效。

十、不孕

病案：靳某，女，25岁，英籍

证候：结婚两年半之久，月经正常，夫妇同居，在英国多次检查治疗而未孕，异国生活，多有不适，心情欠佳，时现胸满，经前乳胀，腰酸带下，偶现左下腹疼痛。舌淡苔薄白，脉象弦细。

病机：肝脾不和，下元虚寒。

治法：调和肝脾，温养下元。

处方：柴胡10g，当归10g，白芍15g，茯苓10g，白术10g，炮姜3g，木香10g，郁金10g，寄生10g，薄荷3g，生姜3g，甘草10g。

水煎服五付，日服两次，药渣加水煮沸泡脚。

二诊：服药后情况正常，准备带药回英国。

（1）月经前一周，服上方五付。

（2）平时早服逍遥丸6g，姜水送服，晚服女金丹一丸，红糖水送服。丈夫已42岁，每晚服五子衍宗丸一丸，两人连续服药两个月。

（3）两个月后，丈夫停药，女子仍在月经前一周服上方汤剂五付。月经干净后第七天服赞育衍宗汤（自拟方）五付，每日一剂。

处方：紫河车10g，紫石英10g，淫羊藿10g，桃仁6g，菟丝子10g，蛇床子10g，化橘红20g，丹参10g。服完第二剂后，第三、四、五日乘时交合。

第三个月时受孕，后生一女孩。

〈按〉此案患者乃同窗之女。处异国他乡，生活、饮食均不适应，思乡念切，以致情志不怀，现肝脾不和，冲任失调而为病。方用逍遥散合木金散加减化裁，疏肝解郁，和营健脾。

重用白芍，柔肝健脾，缓急止痛。《药品化义》曰：“白芍药微苦能补阴，略酸能收敛。因酸走肝，暂用之生肝。肝性欲散恶敛，又取酸以抑肝。故谓白芍能补复能泻，专行血海，女人调经胎产，男子一切肝病，悉宜用之调和血气。”

逍遥丸之方出自《太平惠民和剂局方》，男女通用，具有舒肝解郁、和营健脾之功。金女丹，方出《景岳全书》，具有养血调经、温暖子宫之效。五子衍宗丸方出《六科准绳》，具有滋阴助阳、固精止遗之功。

经云：“丈夫……五八肾衰，发堕齿槁。”其夫已四十有二，盼子心切，夜不虚度，肾气定然易损。五子衍宗丸是滋阴益阳平和之药，嘱其保持心态平稳，顺其自然，性欲有节，以保其身。

生育，人之常也。大凡女子发育成熟，月经如常，两精相搏，即能成孕。肾为先天之本，元气之根，主藏经气，是生长、生殖的动力。肾主冲任，肾气盛，则冲任通盛，血海按时溢满，月事以时下，故能有子。本案者，移居国外，但生活、饮食、人际、习俗等诸多不适，致情志抑郁，肝失条达，气血失于疏泄，冲任不能相资而致肝郁气结，肝脾不和而现胸闷乳胀。盖妇人多忧思，好忿郁。前辈名论：忧思伤脾胃，忿郁动肝气。脾胃伤则土衰，肝气动则木旺，土弱木旺，必致亢害，故现肝胃失和之机。用逍遥散加减化裁，使其解肝郁得疏泄，醒脾胃得运化，血调气顺，禾苗自生而长矣。男以肾为根，盼子心切，频繁过劳，反益伤肾。应用滋阴益肾法使肾气充足，节制性欲，有的放矢，是必取之策。

现在医学的全面检查为中医辨证施治提供有效借鉴，可拓宽思路，提高疗效。

儿科疾病

小儿有“稚阴稚阳”和“纯阳”之体的说法。一方面说明小儿正处于幼稚状态，另一方面又说明小儿阳气偏盛。阳指的是促进生长的功能；阴指人体生长的物质基础。就是说小儿的生长机能旺盛，而生长所需的物质基础相对不足。

小儿形体未充，卫外不固，易为外邪所侵而造成“邪实”；由于脏腑娇嫩，在发病以后，正气易于受损而造成“正虚”。所以小儿易为六淫外邪所侵，内易为饮食所伤。所以在儿科临床表现为外感病多，饮食停滞多，应了“易实”的特点。在外感热病时，小儿更易出现阴虚津亏，甚至出现阳气暴虚，造成“正不敌邪”的严重局面，这反映了“易虚”的特点。小儿发病急、传变快，是另一个特点，因小儿形气不足，抵御外邪能力薄弱，外邪极易入里，甚至“逆传心包”。小儿为“纯阳之体”，阳气偏盛，外邪入侵极易化热，故而小儿科总以阳证、热证者居多。从脏腑看，六淫外邪首先犯肺，其次犯胃，进而犯心。饮食不节者，首先伤其胃，其次伤脾。小儿火证居多，极易热极生风。虽然小儿易于感邪而发病，但同时也因小儿生机旺盛，容易康复。

儿科的辨证从总的原则上说与其他各科相同，运用四诊，但因其特殊性，小儿难以与医者合作，重点要以望诊得到的信息作为判断脏腑寒、热、虚、实的依据，这就需要医者全方位地观察分析，细听家长的介绍，细心无误诊治，切不可简单草率地处之。

儿科病以外感病、饮食积滞者居多，临床治疗以祛邪为主，汗、清、下、消诸法是常用法。牢记小儿“易虚易实”，特别注意“毋伐太过”。在治疗中要将维护阳气、保全阴液、顾护脾胃作为一条主线，贯穿全部治疗过程，其中顾护脾胃尤为重要。小儿脏腑气机清灵，生机旺盛，且少精神因素的影响，故病愈迅速，必药中肯綮，以攻邪不伤正为原则。切记古训儿病“易治难辨”。

一、发热

病案 1：李某，女，2.5 岁

证候：发热三天，体温 39℃，昨日抽风一次，伴有睡眠不宁，纳差便干。舌红苔薄黄，脉象浮弦滑数。

病机：外感夹食。

治法：清热化滞解表。

处方：青蒿 6g，黄芩 5g，苏叶 5g，竹叶 5g，钩藤 5g，芦根 6g，葛根 3g，桔梗 3g，甘草 3g，生姜 1 片。

水煎服三付。嘱先浸泡 10 分钟，盖锅煎煮 10 分钟，两煎药兑在一起，分三次服，日服三次，多饮水，取微汗，不思食不要强求。

第一付药后，身体微汗，体温开始下降，随着用药，体温逐步下降，药尽体温正常。

病案 2：叶某，男，11 岁

证候：高热一周，体温 39 ～ 39.8℃，曾对症治疗罔效。近两日，午后高热更甚，时而身冷，头痛恶心，饮食不佳，咳嗽痰黄，上午口苦，午后咽干，大便干结。舌红苔薄黄，脉象弦滑。

病机：邪入少阳。

治法：和解少阳，扶正祛邪。

处方：柴胡 15g，黄芩 10g，半夏 6g，生石膏 20g，陈皮 10g，沙参 10g，葛根 6g，大青叶 10g，焦槟榔 10g，甘草 6g，生姜两片。

水煎服三付，日服三次，多饮水，药后微汗。

二诊：服药后体温逐渐下降，现已热退，仍有咳嗽痰多，周身酸痛，乃余邪未尽，方拟和解宣肺止咳。

柴胡 15g，黄芩 10g，浙贝 6g，桑枝 10g，陈皮 10g，半夏 6g，藿香 10g，桔梗 10g，杏仁 10g，内金 10g，甘草 6g，生姜两片。水煎服三付，药尽病愈。

病案3：杨某，女，10岁

证候：低热已有十余日，体温38℃，素体消瘦，伴有乏力，头晕目眩，午后热甚；心烦急躁，纳差不甘。舌质淡红苔薄，脉象弦滑细数。

病机：阴虚内热，风寒束表。

治法：滋阴清热，散风解表。

处方：青蒿10g，黄芩10g，桔梗10g，玉竹10g，白薇10g，藿香10g，苏叶5g，甘草5g，大枣5g。

水煎服五付，日服三次。

二诊：服药诸症减轻，体温37.5℃，精神好转，时有咳嗽，继服上方加桔梗10g，枳壳5g，服药五付恢复正常。

病案4：郭某，男，1岁

证候：发热两日，体温39℃，颧红面赤，鼻塞流涕，烦躁不安，便干溲赤。舌红苔黄，脉象浮滑数。指纹紫。

病机：脾胃蕴热，夹食外感。

治法：清热解表，佐以化食。

处方：生石膏10g，柴胡6g，黄芩3g，焦槟榔3g，大青叶5g，钩藤3g，竹叶2g，薄荷2g。

水煎服两付。嘱煎药浸泡10分钟，盖锅煮10分钟，两煎兑在一起。徐徐频饮，3小时一次，每次一小勺，药后取微汗，药尽热清。

〈按〉形气不足，卫外不固，机体柔嫩，气血未充，神气怯弱，内脏精气不足，此为小儿的机体特点。形气不足，卫外不固，容易感受外邪，以发热、咳嗽、流涕为主症。其发热常为高热，甚至出现抽风，风寒、风热是其主要病因。小儿阳气偏盛，感邪后极易化热，所以在外感表证的同时，常伴有里热症状。如遇小儿素有滞热，又感外邪，表邪外束，里热不能发越，怫郁于里，则里热症状更为突出。小儿外感者单纯表证少见，多表现为表里同病，另外还有一些兼证，如夹滞、夹食、夹惊等。自拟柴胡石膏汤。柴胡与黄芩为伍，透邪清热；青蒿与黄芩同伍，清热利胆，两种组合具有异曲同工之妙。柴胡与青蒿功用相近，能入少阴厥阴血分，去肝胆经伏热，为清热凉血退蒸之良药。青蒿之芳香，能振动脾胃清阳之气，虽苦寒而不伤脾胃。《重庆堂随笔》曰："青蒿，专解湿热，而气芳香，故为湿温疫疠要药。又清肝胆血分之伏热，故为女子淋带、小儿痉痫疳䘌神剂。"

小儿者，六淫外邪首先犯肺，其次犯胃；饮食不节，首先犯胃，其次犯脾。而柴胡，《本草正中》记载："柴胡味苦，而专注泄热……能振举清阳，则大气斡旋，而积滞自化。"临证用之平稳效佳，既可清热解表又不伤脾胃。生石膏，性淡味甘辛，为清气分实热之药，偏于治阳明里热，辛味又有透达之长，能解肌表之热。《本草经疏》曰："石膏，辛能解肌，甘能缓热，大寒而兼辛甘，则能除大热。"大青叶，性大寒味苦咸，入心、肝、胃经。为清热凉血、解毒之要药，清心胃之邪热，泄肝胆之实热，又入血分而散血热。《本草经疏》记载："大青叶味甘，能去大热，治温疫寒热。"《本经逢原》曰："大青叶，泻肝胆之实火，正以祛心胃之邪热，所以小儿疳热、丹毒为要药。"石膏、大青叶合伍，治疗小儿高热有着良好的作用，既清热又不伤脾胃。依据小儿易虚易实之特点，服药后要注意护理，切勿以大汗淋漓为要，不可"体若燔炭，汗出而散"，必须要微微汗出，使其身热徐徐下降，此医者必要谆嘱家长从之。

二、咳嗽

病案1：赵某，女，3岁

证候：感冒三日，偏热缠身，午后体温升到38℃，流涕咳嗽，痰多色白，纳差便干。舌淡苔薄白，脉象浮数。

病机：外邪犯肺，肺失肃降。

治法：清热解表，宣肺止咳。

处方：柴胡6g，黄芩6g，杏仁5g，桔梗5g，桑叶3g，浙贝 5g，芦根 6g，甘草 3g，生姜两片。

水煎服三付，日服三次。嘱生姜后下，药后取微汗，药尽病除。

病案 2：张某，男，6 岁

证候：病已一周，午后热重，体温 38℃，咳嗽痰黄，呼吸急促，半卧气喘，纳可便干。舌质红苔薄黄，脉象弦滑。

病机：外邪传里，肺胃蕴热。

治法：清热化痰，宣肺降逆。

处方：生石膏 15g，柴胡 12g，黄芩 6g，杏仁 6g，黛蛤散 6g，麻黄 1.5g，桔梗 6g，浙贝 6g，生姜 3 片。

水煎服三付，日服三次。嘱生姜后下，药后取微汗。

二诊：服药热退，咳嗽减轻，痰出不爽。舌淡苔薄白，脉象滑浮，继以清热化痰宣肺法从之。

柴胡 10g，黄芩 6g，浙贝 5g，橘皮 6g，半夏 5g，杏仁 5g，桔梗 5g，枳壳 5g，金银花 10g，甘草 3g，生姜两片。水煎服三付，日服三次，药尽病愈。

病案 3：郑某，男，3 岁

证候：咳嗽已有五月，反复发作，咳嗽痰多，黏稠难吐，晚上喘甚，纳差便干。舌淡苔黄腻，脉象弦滑细。

病机：痰热郁肺，感邪而发。

治法：清热化痰，健脾逐饮。

处方：柴胡 10g，黄芩 6g，贝母 5g，白芥子 5g，半夏 5g，橘皮 6g，桔梗 6g，莱菔子 5g，枳壳 5g，芦根 10g，甘草 3g，梨皮 1 个，生姜 2 片。

水煎服三付，日服三次。

二诊：诸症减轻，仍有咳嗽痰多，纳差，继以前法加减。

柴胡 10g，黄芩 6g，贝母 5g，橘红 6g，半夏 5g，桔梗 6g，藿香 6g，焦槲 6g，甘草 3g，生姜 2 片，梨皮 1 个。水煎服五付，药尽病除，继服香橘丹一丸，日服两次，以资巩固。

病案 4：王某，男，4 岁

证候：哮喘病已有一年余，住院治疗两次，仍咳喘甚。现咳嗽痰多，痰出不爽，喘憋胸闷，痰声辘辘，心烦急躁，纳差便干。舌淡苔薄黄，脉象滑数略弦。

病机：痰热内蕴，肺失肃降。

治法：清热化痰，宣肺定喘。

处方：柴胡 12g，黄芩 6g，贝母 6g，橘红 10g，半夏 3g，桔梗 10g，枳壳 6g，麻黄 1.5g，地龙 3g，葶苈 3g，大枣 5g，甘草 5g，生姜 3 片，梨皮 1 个。

水煎服三付，日服三次。主生姜后下。

二诊：服药症轻，仍痰多，气喘，胸闷，苔白，脉象滑数。继以前药方加芦根 10g，黛蛤散 6g，水煎服五付。

三诊：诸症悉减，时有咳嗽，活动剧烈时有喘声，继宗前法加减从之。

柴胡 10g，黄芩 6g，贝母 6g，橘红 10g，半夏 5g，桔梗 6g，枳壳 6g，麻黄 1g，地龙 2g，芦根 10g，藿香 6g，甘草 3g。连续服药十付，诸症悉除，嘱其服用保和丸 2g 合秋梨膏 5g，日服两次，用生姜梨水送服，服用一周，病除。

病案 5：赵某，男，7 岁

证候：发热咳嗽，已有五日，西医诊为肺炎，体温 38.6℃，咳嗽痰黄，胸憋气短，口苦咽干，心烦不安，纳差便干。舌质红，苔薄黄，脉象滑数。

病机：里热夹感，肺气郁闭。

治法：清热化痰，宣肺降逆。

处方：生石膏 30g，柴胡 15g，黄芩 10g，浙贝 6g，大青叶 10g，瓜蒌 10g，桔梗 10g，杏仁 10g，金银花 10g，芦根 10g，甘草 6g，生姜 3 片。

水煎服三付，日服三次，药后取微汗。

二诊：药后体温正常，仍咳嗽痰黄，纳可便调，继宗前法。

柴胡15g，黄芩10g，贝母6g，橘红10g，半夏6g，桔梗10g，杏仁10g，金银花10g，芦根10g，甘草6g，生姜3片，梨皮1个。水煎服三付，药尽康复。

〈按〉“咳嗽皆以痰作祟”。凡为咳嗽都是有痰，无痰不作咳，只不过痰有多少、清稀、黏稠而已。

外感不解，邪恋肺胃，肺气不宣或肺胃蕴热，热灼津液，煎熬成痰，痰阻肺络而临证出现咳嗽痰多气喘。小儿脏腑娇嫩，卫外不固，加之寒温不知自调，难以适应外界气候变化之逆常，一旦遭受外邪侵袭，肺气郁闭不宣，失于清肃之职而发为咳嗽。“温邪上受，首先犯肺”。或因脾胃不和，水谷不能化生精微，反而酿成痰浊，上贮于肺，肺气不宣而发为咳嗽。“五脏六腑皆令人咳”，小儿以外感六淫、内伤饮食而致咳嗽为多。

外有表邪束，肺气不宣，内有热，痰壅阻于肺，而食滞也可以化热生痰，上犯于肺。内外合邪，互为因果，造成肺气郁闭，引起发热咳嗽、喘憋等症状。

临证治疗咳嗽，总以祛痰、化痰、滑痰等为治法关键。祛痰者，半夏、陈皮、贝母、桔梗之类；化痰者，胆星、蛤粉之类；滑痰者，瓜蒌、莱菔子之类。痰浊者祛之，痰稠者化之，痰黏者滑之。治疗小儿咳嗽多以小柴胡汤、桔梗甘草汤、二陈汤、苇茎汤、三子养亲汤等加减化裁。

柴胡与黄芩合伍，可透邪清热，柴胡的清痰止咳，更可增强黄芩清肺经湿热而止咳之效。桔梗，善能宣泄上焦，为开提肺气之要药，可为诸药舟楫，载药上行；与甘草为伍，祛痰排脓，清热解毒，消食积痰滞；与枳壳为伍，理气宽胸，二药一升一降，可使积痰易消。芦根，为清肺、养胃、生津之药，鲜者滋阴清热，干者清热解表。用于气阴初伤者，滋膏力薄，不易恋邪，邪热郁肺用之为佳品。贝母有川、浙之分，川贝滋润性强，多用于肺热燥咳，润肺化痰，散结清热；浙贝，开泄力强，用于外感风邪，痰热郁肺之咳嗽。麻黄，性温，味辛、苦，宣肺平喘；地龙，性咸寒降泄，走窜通络，利尿平喘，二药合伍，可以调节肺气开合，以达到宣肺、清热、平喘的效用，二药相互为用，平稳有效。麻黄与地龙配伍之比为1∶2。梨皮具有清心润肺，降火生津，除烦去湿之功效。

三子养亲汤，功于顺气降逆，化痰消食。二陈汤为燥湿化痰的代表方，随症加减，可以治疗各种痰证。香橘丹方源于《景岳全书》，具有健脾和胃之功效，为杜绝生痰之源而用。秋梨膏方源于《古今医方集成》，具有润肺止咳，生津利咽之功效。其滋阴生津润肺止咳化痰，为巩固疗效而用之，其味甘甜，易于小儿服用。

三、厌食

病案1：庞某，男，3岁

证候：半年以来，纳差不佳，面黄发稀，精神不振，大便时干时稀。近周来，厌食拒食，只以糖水或饮料为食，活动出汗，夜寐不宁，大便溏薄。舌淡少苔，脉象沉细。

病机：脾胃虚弱，阴津不足，胃失濡养。

治法：健脾和中，滋润养胃。

处方：炒谷芽10g，神曲10g，陈皮10g，半夏5g，炒麦芽10g，白术6g，山药10g，扁豆6g，北沙参5g，藿香6g，甘草5g。

水煎服三付，日服三次。嘱改变其饮食习惯，停服糖水饮料，鼓励多食蔬菜水果。

二诊：服药后症状减轻，已不拒食，但食而不香，进食很少，继以前方加减从之。

山药10g，扁豆10g，白术6g，炒麦芽10g，内金10g，藿香6g，陈皮10g，炒谷芽10g，甘草5g。水煎服五付，日服三次。药尽病愈。

病案2：刘某，女，6岁

证候：大便溏薄，每日两至三次如厕，已有三月之久，多次治疗罔效。近一周，时而腹痛，形体消瘦，面色暗黄，乏力懒动，不思饮食，强食恶心。舌淡少苔，脉象细弱。

病机：脾虚胃弱，运化失权。

治法：健脾益胃。

处方：炒麦芽10g，陈皮10g，半夏6g，白芍10g，炒谷芽10g，山药10g，白术6g，藿香6g，太子参10g，甘草5g。

水煎服三次，日服三次。嘱改变饮食习惯，控制甜食、冷饮，多吃蔬菜、水果。

二诊：服药后诸症减轻，已有食欲，仍有便溏，继宗前方加减。

炒谷芽10g，山药10g，扁豆10g，白术6g，炒麦芽10g，内金10g，藿香10g，陈皮10g，莲子肉6g，大枣6g，甘草5g。水煎服五付，日服三次。嘱其饮食有节，生活有序，不急不躁，快快乐乐。连服十付，诸症悉除。

病案3：张某，女，1.5岁

证候：一周来，食乳不进，口干多饮，大便干结，腹胀腹痛，急烦哭闹。舌淡苔薄黄，脉象弦滑细数。

病机：肝脾蕴热，胃失和降。

治法：清热健脾和中。

处方：青蒿6g，黄芩3g，山药3g，扁豆3g，白术3g，内金5g，藿香3g，竹叶2g，白芍3g，甘草2g。

水煎服三付，少饮多次。嘱其家长：奶要少进，多进饮食，调好饮食习惯，适应五谷之香。

二诊：服药后症状减轻，食乳可进少许，继宗前方，减白芍、竹叶，加炒谷芽5g、炒麦芽5g，服药五付，饮食正常。

〈按〉小儿厌食一症，古无斯名，有“不思食”“不嗜食”“不饥不纳”等记载，与本病相似。厌食症以食欲减退或食欲缺乏为主要症状。患病儿不知饥饿，见食不食，食欲不振，甚则拒食为多见。盖“胃为水谷之源”“脾主运化”，引起该病者乃为脾胃功能失调所致。食欲和纳食均关乎脾胃，胃主纳食，脾主运化，“纳”不进，则无所“运”，“运不走”，亦不“纳”，胃纳脾运，相辅相成。小儿为稚阴稚阳之体，胃气薄弱，易虚易实。如有调理不当，恐儿之饥，哺乳无时，饮食无节，贪吃零食，饮料当水，过食肥甘，甚或无虚施补，反致损脾伤胃，升降失司，纳运无权而为病。为医者医病亦医心，不可不反复陈词，晓之以理。育儿之道，衣勿过暖，食勿过饱，多见风日，强身健体，劳动其身。舐犊之情，人皆有之，但要明戒“过爱小儿，反害小儿”。

由于小儿喂养不当，饮食失节，贪食甘甜生冷，久之脾胃功能受伤，积滞生热，脾胃之阴受灼，肝木势必乘其所胜，因而形成肝强脾弱之局面，尤以患儿多有脾气急躁等诸多表现。宜以酸甘柔肝之法，益肝之体，抑肝之用，益胃生津，参以消导，以健运脾气，苏醒胃气。遵古训：小儿用药，宜精、简、轻、锐，即药精，味简，效锐之品。时以“肝常有余，脾常不足”为指。

方用炒麦芽，消食和中健胃；炒谷芽，启脾进食，宽中消谷。二药合伍具有开发胃气，宣五谷味之效；二药为甘温之品，入脾胃二经，顾护小儿脾胃尤为首要，可防尅伐之误，达到健脾气、养胃阴之功。《本经逢原》记载：“谷芽，启脾进食，宽中消谷，而能补中。”谷芽，性温味甘，入脾胃，具有健脾胃、消食积之效。

陈皮与半夏合伍，取其和胃气之功效。青蒿与黄芩合伍，清泄肝胆热，调和脏腑功能。尤青蒿，入肝胆经，振动脾胃清阳之气，虽苦寒而不伤脾胃，确能平安中地，实为小儿用药之良品。白芍，意在柔肝安脾，即可柔和刚悍之肝气，健脾胃得安。沙参之用，北沙参清肺养肝，兼益脾胃；南沙参偏于祛痰。

小儿脏腑娇嫩，易虚易实，临证要有效地保护正气，勿伐太过。小儿生机旺盛，合理地对症治疗，易于康复。医者与患儿家长密切合作，包容沟通，取悦其心，言之医理，话到理到，则为医病患儿之必取之道。“爱子之意不可无，纵子之心不可有”，让天下的每个小儿都茁壮成长。

四、嗜异

病案1：刘某，男，4岁

证候：三年以来，在农村常食泥土土块及带土的杂草，无法抑制，纳食不佳，体弱懒动，夜寐不宁，心烦急躁，大便干结。舌淡苔薄黄，脉象弦滑细数。

病机：肝热脾虚，滞热中州。

治法：调脾平肝，清热导滞。

处方：青蒿15g，黄芩10g，藿香10g，炒谷芽10g，内金10g，青黛3g，枳壳6g，炒麦芽10g，陈皮10g，白芍6g，甘草6g，白茅根10g。

水煎服五付，日服三次。嘱忌甘甜食品，多吃蔬菜水果。随时观察，限制食异之举，用言语分散其偏执情绪。

二诊：服药后症状有所改进，家长观察诱导，偶现嗜异现象，食欲有进，时有急躁。效不更方，继以前法加减。

青蒿15g，黄芩10g，内金10g，炒谷芽10g，青黛3g，白芍10g，砂仁3g，炒麦芽10g，焦曲10g，茅根10g，甘草5g。水煎服五付，连续服药十付，诸症悉除，面色红润，活泼好动，嘱再服中成药以巩固之：早服肥儿丸一丸，方出《太平惠民和剂局方》，健脾，消食；晚服保和丸2g，方出《丹溪心法》，除积滞，和脾胃。连服十日。

病案2：郄某，男，6岁

证候：两年以来，饮食减退，遇肥甘物恶心呕吐，常常偷食线头、布尖等物，无法制止。形体渐瘦，面黄发稀，多梦惊醒，时有腹痛，纳差便干。舌淡苔黄，脉象滑数。

病机：肝胃蕴热，中州失运。

治法：调和肝脾，清热和中。

处方：青蒿15g，黄芩10g，陈皮10g，焦三仙30g，半夏6g，白芍10g，茅根10g，生龙牡20g，藿香10g，甘草5g。

水煎服五付，日服三次。嘱家长令其饮食有节，行动举止及时纠正，加以说服诱导，切勿指责训斥。

二诊：病症减轻，纳差改进，偶有欲食立指即止，继宗前方加山药10g，扁豆10g，白术6g，内金10g，连服十付。嘱再服保和丸3g，日服两次，连服一周。少食生冷食品，多吃水果蔬菜，饮食有节。

病案3：张某，女，3岁

证候：一年来饮食不佳，经常偷食泥块，面黄肌瘦，腹胀时痛，身倦乏力，大便溏薄，夜间多汗，喜哭易恼。舌淡少苔，脉象弦细。

病机：肝经蕴热，脾胃失调。

治法：清泄肝热，健脾养胃。

处方：炒谷芽10g，青蒿10g，黄芩6g，藿香10g，炒麦芽10g，山药10g，扁豆6g，白术6g，五味子3g，内金10g，大枣6g，甘草5g。

水煎服五付，日服三次。嘱家长控制甘甜食品，纠正不良习惯。

二诊：纳食改进，偶见嗜食，腹胀病轻，大便成形，继宗前方加白芍10g，连服十付病除。嘱服中成药十日：早服小儿健脾丸（方出明《六科准绳》），健脾、和胃、化滞；晚服肥儿丸（方出宋《太平惠民和剂局方》）一丸，健胃、消食、杀虫。

〈按〉嗜异又称异食癖，以吞食土块、砂石、纸屑、布毛等异物为特征。异者，非常规也，癖者，积久成习的特殊嗜好也。《幼科发挥》记载："爱吃泥土，疳热在脾。"《幼幼集成》曰："爱食泥土冷食，饮食无度，身面俱黄，发稀作穗……此脾疳也。"脾疳者，五疳（心、肝、脾、肺、肾）之一，由于乳食不节，脾胃受伤所致。主要症状有面色萎黄，腹大如鼓，不思饮食，喜吃泥土，水谷不消，四肢乏力等。小儿嗜异系由其饮食无度，太饱伤胃，太饥则伤脾，脾胃受损而成疾。胃热者盛，消谷善饥，饥不择食，误食异物。

本病发生多因肝胃蕴热，脾胃失运，升降失职。治以平肝清热，润脾养胃为法。白茅根，性寒味甘，入肺、胃、肝经，长于清肺胃之热，有清热生津之效；味甘能补脾，甘则虽寒而不犯胃，甘寒能除之内热。五味子，敛气生津之药，主益气，肺主诸气，酸能收，少量借用之敛，针对便溏、多汗诸症。白芍入肝脾，养血敛阴，柔肝安脾，既可柔和刚悍之脾气，又能使脾得安，蕴热得解，脾胃得养，各司其职，则诸症俱除。

五、遗尿

病案1：张某，女，6岁

证候：三岁时患病住院，出院后身体疲惫，寐不宁，随之遗尿，久治罔效，面色皖白，周身倦怠，纳差不佳，心情不爽，夜间多梦，时有哭醒，时觉头晕，心事重重。舌淡苔薄白，脉象沉细弱。

病机：脾肺两虚，摄纳无权。

治法：健脾益气，敛肺缩泉。

处方：炒麦芽10g，山药10g，扁豆10g，白术10g，五味子5g，内金10g，升麻0.5g，白芍10g，生牡蛎10g，大枣6g，甘草5g。

水煎服五付，日服三次。嘱忌食生冷、辛辣、油炸食品。药渣加水热泡双足10～15分钟，然后按柔涌泉穴，各100下。

二诊：服药后诸症减轻，遗尿已少，心态较放松，继宗前法加减从之。

五味子6g，山药10g，扁豆10g，白术10g，海螵蛸6g，内金10g，白芍10g，柴胡10g，生牡蛎10g，黄芩6g，大枣 6g，甘草 5g。水煎服五付，用法同前，按揉加关元穴，连续服药十五付病除。为巩固，服用五子衍宗丸半丸，保和丸 1.5g，约 12 粒，早晚服，连服 10 天。

病案 2：李某，男，10 岁

证候：尿床已有两年，踢足球，虽然球技颇佳，但因尿床，不敢随队到外地及国外参加比赛。患儿体壮，食欲正常，时有口臭，白日溲多，不敢多喝水。舌淡苔薄白，脉象沉弦细。

病机：肝肾阴虚，胃火上炎，下元失摄。

治法：滋补肝肾，清热养阴，开窍醒神。

处方：女贞子 10g，山药 10g，扁豆 10g，菖蒲 6g，旱莲草 10g，远志 6g，茯苓 10g，扁豆 10g，桑螵蛸 10g，青蒿 10g，黄芩 10g，甘草 6g。

水煎服五付，日服三次。药渣加水热泡双足，按揉涌泉穴、关元穴各 100 次。连续服药二十付，夜间遗尿得以控制，安心随队外出比赛，成为一名职业球员。

〈按〉遗尿（或称尿床），3 岁以上小儿尿床，而且经常如此，则为病态，是儿科临床较为常见的一种病。其症状有轻有重，轻者几夜一次，重者一夜一次，甚或一夜可达数次。随着患儿年龄的增长，在生活和思想上都会给其造成极大的痛苦，给家长带来极大的负担。在临床，首诊时一定要弄清患儿的生活习惯和活动规律，自述或家长代述极为重要，追问其夜间尿床时的自知心态。只有通过全面了解，才可辨明病症根源，对症下药，方可收到满意疗效。当小儿经服药治疗后症状有所改进，更要积极给予表扬、赞誉，增加其自信心，给治疗带来事半功倍之效。

本病的发生与肝、肺、脾、胃诸脏有关，非一脏所为。肾主闭藏，开窍于二阴而司二便。如肾气不足，下元虚寒，则膀胱不约，不能制约水道而致小便自遗。又“肺为水之上源”，肺对通调水道、制约水道都具有重要作用。人的水液代谢，不仅和脾的运化、肾的气化有关，与肺气的肃降也有密切关系，“肺主通调水道”。小儿素体壮实（运动），白天活动力强，晚上睡后迷糊；劳累过度，出于懒动，稍一迟缓而尿床。此乃小儿阳明胃火上炎，火热之邪蒙闭清窍，所以夜晚睡后迷糊，头脑不清而遗尿。

临证若为肾气不足，下元虚寒者，当以温肾补肾为主；若为脾肺气虚者，上虚不能制下，当以健脾益肺为主；若为脾胃蕴热者，当以清热养阴、开窍醒神为主。应以“审证求因，审因论治”的原则，分清病机关键，遣方用药，方能获取满意效果。

脾肺两虚者，用自拟方山扁术金汤，调和脾胃，益气和中，补而不腻，不寒不燥。山药，性平味甘，入脾、肺、肾三经，具有健脾、补肺、固肾、益精之功效。扁豆，性微温味甘平，入脾、胃经，为扶脾胃正气之药。《本草求真》曰：“盖脾喜甘，扁豆得味之甘，故能于脾而有益也；脾得香而能舒，扁豆禀气芬芳，故能于脾而克舒也；脾苦湿而喜燥，扁豆得性之温，故能于脾而克燥也。脾土既实，则水道自通。”白术，性微温味甘，入脾、胃二经，功于补脾益胃，燥湿和中，为补脾胃之药。内金，性平味甘，入脾、胃、大肠、膀胱经，功于健脾胃，消积滞，固脬止遗。

生牡蛎、五味子味咸，有收敛固涩之用。升麻气味淡薄，轻清上升，有升举之功用。女贞子、旱莲草功于强阴益精，滋养肝肾。青蒿、黄芩为伍，功于清肝胆、脾胃之热，配伍茯苓利于清利湿热。菖蒲，性微温味辛，入心、肝、脾三经，具有清窍理气、宽中和胃、补肝益心之功。《重庆堂随笔》记载：“石菖蒲，舒心气，畅心神，怡心情，益心志之妙药也。”菖蒲气芳香清冽，能避秽浊之气，振奋清阳，宣窍而聪耳目，醒神志。远志，性温味苦辛，入心、肺、肾经，具有交通心肾、安神益智之效；能通肾气，上达于心，助心阳，益心气，故能安神益智。二药合伍，开窍宽中，醒志安神。柴胡与升麻均有升举之用，升麻主宣发阳明，升举脾胃之清气，柴胡能引肝经清气上升，舒解肝胆之郁结。桑螵蛸，性平味甘咸，入肝、肾经，功于益肾固精，乃止遗收敛之本。《本经逢原》记载："桑螵蛸，肝肾命门药也，功专收涩。"

六、肾炎

小儿肾炎一症，包括在"水肿"淋病""尿血""虚损"范畴中。湿毒热邪为本病的主要病因，发病前期多有感染病史，如上感等。热毒之邪治疗不当，余邪不尽，潜伏于里，脾虚湿蕴，热毒与湿搏结，蕴郁不解而为病。与肺气不宣，脾湿不蕴，湿浊潴留，肾虚不能温化，肾之开阖不利相关。

急性肾炎多见于"风水""阳水"证候，在病因上不外风、湿、热等毒邪侵袭，在病位上不外肺、脾、肾三脏的病变。慢性肾炎多见于"阴水""虚劳"证候，以脾肾两虚、湿浊逗留或湿从热化等病变较为突出。急性治以宣肺、利湿、解毒为先，益气健脾为后；慢性者当以调脾肾为主，配以利湿、解毒等法，以调补脏腑功能固本之。

病案1：崔某，男，14岁

证候：因感冒自主服药过量而致高热不退，尿呈红色，急诊抢救后入院治疗，病情严重，医院下病危通知。家长急将患儿转入专科医院救治，诊断为尿毒症，治疗平稳后，尿检：蛋白（++++），红白细胞满视野，医院主张激素治疗，双方协商未果，自动出院，求治中医。发病至今有四十余日。

体温38℃，午后热重，伴有流涕，多汗，乏力，纳差，尿少，面部浮肿，口苦咽干，夜寐不宁，心烦急躁。舌淡苔薄白，脉象弦滑。

病机：余邪未尽，热毒内蕴，邪迫血分。

治法：清热解毒，凉血利湿，和解少阳。

处方：柴胡15g，黄芩10g，萹蓄10g，大青叶10g，瞿麦10g，陈皮10g，半夏10g，芦茅根20g，石斛6g，藿香

10g，大枣 6g，车前草 10g，甘草 6g，生姜 3 片。

水煎服五付，日服三次，药后取微汗。

二诊：体温下降，午后仍在 37.5℃左右，尿量增多，其余症状不显著好转，继宗前法加白薇 10g，连续服药十付后，诸症悉减。尿检：蛋白（+），红细胞 6～10 个，白细胞 0～3 个。检验单送主治教授审阅。

三诊：仍有体乏无力，腰酸腿软，轻微浮肿，纳差不甘，舌淡苔薄白，脉象沉弦细。仍宗清热解毒，补益脾肾法。

山药 15g，扁豆 10g，白术 10g，芦茅根 20g，萹蓄 10g，瞿麦 10g，内金 10g，大青叶 10g，玉竹 10g，白薇 10g，寄生 10g，炒谷芽 15g，大枣 10g，甘草 10g。

连续服药一个月后，尿蛋白（±）症状基本消除，继宗前法加减。

山药 15g，白术 10g，扁豆 10g，内金 10g，生地 10g，沙参 10g，萹蓄 10g，瞿麦 10g，寄生 10g，藿香 10g，枸杞 10g，大枣 10g，甘草 10g。连续服药两周，身体恢复平稳，为巩固之，改服中成药，早服知柏地黄丸 1 丸，晚服保和丸 6g，连服两个月。康复无恙。

嘱其生活规律，预防感冒，适量体育活动，饮食要低盐、忌辛辣。

病案 2：许某，女，12 岁

证候：肾炎为病，已有半年，疗效未显，面色㿠白，腰酸腿软，心烦急躁，口苦咽干，夜寐不宁，午后低热，纳差不甘，反复浮肿。舌淡苔薄白，脉象沉弦细。尿检：蛋白（+++），红细胞 1～5 个，白细胞 5～20 个。

病机：脾气不足，肾虚不固，肝胆郁热。

治法：清热解郁，健脾益肾。

处方：柴胡 15g，黄芩 10g，童参 10g，大青叶 10g，萹蓄 10g，瞿麦 10g，山药 10g，芦茅根 20g，茯苓 10g，陈皮 10g，半夏 10g，炒麦芽 15g，大枣 10g，甘草 6g。

水煎服五付，日服三次。嘱饮食清淡，注意休息，心情舒畅。

二诊：服药后诸症减，尤口苦咽干，午后低热悉除，继宗前法加减。

青蒿 15g，黄芩 10g，童参 10g，大青叶 10g，萹蓄 10g，瞿麦 10g，山药 10g，芦茅根 20g，扁豆 10g，白术 10g，茯苓 10g，内金 10g，陈皮 10g，半夏 10g，甘草 6g，大红枣 10g。连续服药十付，诸症悉减，尿检：蛋白（±），红白细胞少许。又服十付药，心情愉悦，一切正常。改为每日服药一次，平安无恙，服成药巩固；早服知柏地黄丸一丸，晚服逍遥丸 3g，服半月。

〈按〉肾炎之病虽责之脾、肺、肾三脏功能失调，但湿热内蕴不可忽视，清热利湿法始终要贯穿治疗之中。芦根和茅根，同为性寒味甘，同入肺、胃二经，均有清热生津之效。芦根清气分之热，为清热养胃生津止渴药；茅根清肺胃之热，导热下行，其特点是味甘而不腻膈，性寒而不伤胃，清血分之热，偏于凉血止血。二药并用，对消除尿中红白细胞有重要作用。加之大青叶清热、解毒、凉血、止血之功，能清心胃之邪热，泻肝胆之实火，入血分而散血热。三种药共伍，其功效更捷，适于儿科病用。

小柴胡汤，用之依据午后热甚，口苦咽干，“有柴胡证，但见一证便是，不必悉具”；功以透邪清热，疏通解郁。

七、湿疹

湿疹是婴幼儿时期一种常见的皮肤病。中医文献中并无“湿疹”之名，但有些记载与湿疹相符，如“奶癣”“小儿风搔瘾疹”“旋耳疮”“绣球风”等诸多论述。本病属于湿毒范畴，系由饮食失调，脾失健运，内蕴湿热，外受风湿热邪侵袭为病。乳儿为病者，多由孕母恣食肥甘厚味或因房事不节，湿毒传于胎儿或母乳期过食辛辣鱼腥，化为湿热从乳汁传入儿体。小儿脏腑娇嫩，“脾常不足，肝常有余”，加之风邪客于腠理，搏于营卫，传而化热，熏散肌肉，溢于皮肤而发病。

湿疹多由风、湿、热邪阻于皮肤；婴幼儿由于饮食不调，喂养不当，脾虚失运，肝热内生，湿热壅盛，营卫功弱，易于发生湿疹。

病案1：郑某，女，3个月

证候：出生后一周，头面部、双耳后湿疹，经治疗罔效。面红目赤，睡眠不安，易惊，便干，溲赤。舌质红苔薄白，脉象弦滑，指纹紫。

病机：胎毒内盛，蕴于肌肤。

治法：清热解毒，健脾利湿。

处方：青蒿5g，黄芩2g，蝉衣2g，白癣皮5g，钩藤2g，竹叶2g，山药3g，蒲公英5g，扁豆3g，升麻0.5g，甘草2g。

水煎服三付。煎两次，兑在一起，日服四次，每次服一小勺。药渣加醋一勺煮沸，湿敷患处，一日敷三次，每次10分钟。母亲要忌食辛辣、鱼腥、羊肉等物品。连续服药十二付病除。

病案2：王某，男，4个月

证候：头面部及双耳后湿疹，发病已有两月，流水结痂，烦躁不安，睡眠不宁，时时有惊，大便溏。舌淡苔薄白，脉象弦滑细，指纹紫红。

病机：脾虚肝热，湿毒溢肤。

治法：健脾利湿，清热解毒。

处方：白癣皮5g，山药3g，扁豆2g，苍术、白术各5g，地肤子3g，藿香2g，桔梗3g，连翘3g，灯心草2g，甘草1.5g。

水煎服三付，两煎兑在一起，分四次服用，日服四次。药渣加醋煮沸湿敷，日敷三次。母乳喂养，母体忌辛辣、鱼腥、羊肉等。连续治疗四次，湿疹消除。

病案3：刘某，男，6岁

证候：三岁时，连续三四日食用鱼虾等物后，患湿疹，已两年余，多方求医，时轻时重，痛苦万分。现全身呈现脓疱疹，流脓水奇痒，伴口苦咽干，心烦急躁，夜寐不宁，纳差不甘，便干溲赤，时有尿痛。舌淡苔薄黄，脉象弦滑。

病机：脾虚肝热，湿毒蕴肤。

治法：健脾利湿，清热解毒。

处方：柴胡12g，黄芩5g，桔梗5g，白癣皮10g，茯苓10g，黄芪3g，白术3g，蒲公英10g，防风3g，蝉衣3g，藿香5g，地肤子5g，甘草3g。

水煎服五付，日服三次。忌辛辣、鱼虾、羊肉等物。切记勿用手抓痒处，以防感染。药渣加醋煮沸，湿敷患处，日两次。连续服药一个月，诸症悉除康复。

〈按〉小儿脏腑气机清灵，生机旺盛，且少有精神因素影响，故病向愈迅速，必药中肯綮，以攻邪不伤正为原则。方中白癣皮、蒲公英、地肤子、蝉衣，具有清热解毒、利湿祛风之功效，为治疗本病之主要药物。山药、扁豆、白术等调和脾胃，以制苦寒之药伤及脾胃，既护本又治标，顾护脾胃尤为重要。

小儿皮肤娇嫩，湿毒侵袭，其发疹、瘙痒、渗液，若处理不当，蔓延较为迅速。故护理极为重要，要控制其抓挠，同时内外结合治疗。内服药要少量多饮，一天最少不能少于三次服用，量不要过多，以小儿易于接受为准，即剂重轻用耳，恰似微风拂熙。药渣加醋煮沸湿敷，内外合治。醋，味酸苦，有散瘀、止血、解毒、杀虫之功效。《本草纲目》曰："醋有散瘀解毒之功。"《本草求真》曰："醋主收敛，散瘀解毒。"

对于小儿湿疹，千万不要用肥皂洗患处，要忌食辛辣、鱼腥、羊肉等。婴幼儿患病时，哺乳者要节制房事，注意忌口，以防小儿饮乳湿热壅盛，此举对减少或预防婴幼儿湿疹发生有重要意义。

八、泄泻

腹泻为小儿常见病之一。究其致泻之因，不外伤风、感寒、受暑、夹食。小儿肠胃嫩脆，脾气未充，易受风寒侵袭，食物停滞以致脾胃正常消化功能失调。泄泻之本，责之脾胃，脾胃受损，水反为湿，谷反为滞，精华糟粕合污而下为病。“夫泄泻之本，无不由于脾胃”“湿盛则濡泄”。小儿腹泻，无论内伤、外感，总与脾运不健、传化失常有关。湿浊内蕴，湿困脾阳，消化吸收功能紊乱，是腹泻的主要因素。

病案1：邢某，男，1岁半

证候：暑感外邪，腹泻水样，日行三四次，时有呕吐恶心，时现低热，食欲不振，已有三日。舌淡苔薄白，脉象滑缓。

病机：湿盛困脾，健运失职。

治法：健脾利湿，驱邪止泻。

处方：藿香6g，青蒿5g，黄芩3g，白术5g，扁豆5g，香薷3g，陈皮5g，大腹皮5g。

煎服三付，日服三次。药尽病愈。嘱服用时疫止泻丸，日服两次，每次三粒，连服两日巩固之。

病案2：周某，男，2岁半

证候：腹泻三天，日行三次之多，便黏酸臭，恶心呕吐，食欲不振，烦躁不宁，时而腹痛哭闹，手足心热。舌苔黄腻，脉象滑数。

病机：滞热中焦，健运失调。

治法：消食导滞，清热止泻。

处方：莱菔子5g，陈皮5g，苍术5g，藿香5g，焦三仙15g，内金5g，白芍3g，甘草1.5g，猪苓、茯苓各3g。

水煎服三付，日服三次。嘱家长不要强求进食，不吃即止，进食清淡、易消化食品。药尽病除。

病案3：李某，女，6岁

证候：大便溏泄，已有三月，体形消瘦，面色皖白，精神不振，乏力懒言，经多医诊治，不显效。舌淡苔薄白，脉象细弱。

病机：脾胃虚弱，运化失权。

治法：调和脾胃，健运中州。

处方：太子参 5g，山药 10g，扁豆 6g，白术 5g，炒薏米 5g，内金 10g，藿香 10g，陈皮 5g，炒谷稻芽各 10g。

水煎服五付，日服三次。嘱纠正饮食习惯，少甜食，少冷饮，少零食。

二诊：服药后诸症减轻，便行两次，时有腹痛，继以前法健脾和中。

炒谷稻芽各 10g，山药 10g，扁豆 6g，白术 6g，炒薏米 6g，内金 10g，藿香 10g，白芍 6g，炙甘草 3g。水煎服五付，日服三次。连续服药十付，诸症悉除。改服中成药巩固，早服保和丸 12 粒，晚服启脾丸 1 丸。

〈按〉“湿多成五泻”，风、寒、暑、食所致之腹泻，都因湿邪为内应。伤风腹泻，风为阳邪，风袭肠胃，多由当风吮乳或寒食冷饮，风气迫于肠胃所致。用苍术、白术、茯苓等益胃导湿治其本，升阳祛风治其标，调和肠胃，平衡升降而能止泻。感寒者应以温中散寒为主，以温养脾胃，健运中焦，仿理中汤加减化裁；受暑者多发于暑季，风阳化热，内外合邪而为病，当以祛暑除湿，清理肠胃；夹食者，“饮食自倍，胃肠乃伤”，胃纳脾运皆失常度，常因饮食过度，宿食不消，积滞肠胃，兼有风寒暑感袭之因而为病者，当以保和丸消食导滞，调和脾胃。小儿久病久泻，耗伤脾气，脾气不足，运化无权遂泄泻。法以健脾利湿，益胃养阴。

苍术、白术、扁豆为治泄泻之要药。苍术，性温味辛苦，入脾、胃经，具有燥湿健脾之功。其气味芳烈，有芳香祛秽之用；白术，性微温味甘苦，入脾、胃经，具有补脾益胃，燥湿和中之效。二者同伍，更有补运之用。《本草崇原》记载：“凡欲补脾，则用白术；凡欲运脾，则用苍术；欲补运相兼，则相兼而用。如补多运少，则白术多而苍术少，运多补少，则苍术多而白术少。品虽有二，实则一也。”扁豆，性平味甘，入脾、胃经，具有健脾和中、消暑化燥之功效。《药品化义》曰：“扁豆，味甘平而不甜，气清香而不窜，性温和而色微黄，与脾性最合，主治霍乱呕吐、肠鸣泄泻、炎天暑气、酒毒伤胃，为和中益气佳品。”

九、夜啼

小儿啼哭是一种本能反应，因其语言表达能力所限，往往通过啼哭来表达。但小儿不会无缘无故地哭，尤其是婴幼儿，一定是哪里不舒服了，如饥饿、室内空气不好、过冷或过热等。此时家长若及时加以处理，安抚、亲昵，小儿会安静下来，若仍不止，要考虑疾病所致。医者要仔细询问，检查排除其他病证，除外感发热、口腔等外，更要仔细扪腹部，排除腹腔内疾患。

对于六个月以内发病的婴儿，必要询问其母的生活、饮食习惯及孕期有无偏嗜。若孕母过食肥甘之品，易蕴蓄之热而遗于胎儿；若过食生冷，寒蕴内盛，易致小儿之脾寒。孕母、乳母的嗜好对小儿影响甚大，问诊时不得轻易舍弃。对于小儿夜啼，文献中有“脾寒”“心热”之别论，也有“心热、脾虚、伤食、惊恐、心肾亏虚”等之论述。

病案1：李某，女，2个月

证候：小儿夜间哭闹，已有两周，天黑即哭闹出现，睡眠不安，夜间隔十几分钟就哭闹，整夜不宁，天明则止，纳奶一般，大便时溏时干。舌淡苔薄白，指纹淡红，眉间淡红。

病机：心经蕴热。

治法：清心宁神。

处方：竹叶1.5g，灯心1g。

水煎服五付，煎煮10分钟即可，煎药时加入少许冰糖，频频饮用。嘱：混合喂养注意适量，不可一哭即认为饥饿了而给喂奶。乳母要忌过食肥甘、辛辣之品，易多食清淡食品。常抚揉小儿腹部，增强脾胃运化功能。服药三付后小儿平安入睡。

病案2：王某，男，4岁

证候：一年来，每于午夜突然惊醒，随即哭闹，少则十几分钟，甚则一小时哭闹不休，次日一切如常，排除精神疾患。伴有纳差不甘，心烦急躁，身体消瘦，便干溲赤。舌淡尖红苔薄黄，脉象弦细。

病机：脾虚肝热，热扰心神。

治法：调和肝脾，清热宁心。

处方：柴胡10g，黄芩6g，竹叶5g，灯心草2g，菖蒲3g，山药6g，扁豆5g，白术5g，内金6g，半夏3g，磁石6g。

水煎服五付，前三日日服三次，后两日日服两次。嘱其忌食生冷、甜食，多食果蔬，饮食有节。

二诊：服药后症状减轻，午夜哭闹减少，哭闹时十分钟左右即可停止，仍有纳差便干。继以前法加减从之。

柴胡10g，黄芩6g，半夏3g，灯心草3g，竹叶5g，磁石6g，山药10g，焦四仙20g，扁豆5g，白术5g，内金10g。水煎服五付，连续服药十付，诸症悉除。竹叶、灯心草、冰糖煎服代茶饮，服用一周，以资巩固。

〈按〉竹叶，性寒味甘淡，入心、肺、胃、胆经，具有清心除烦、清热利尿之功效。《药品化义》记载：“竹叶清香透心，微苦凉热，气味俱清。”灯心草，性寒味甘淡，气平，入心、肺、小肠经，具有清心降火、利尿通淋之功效。《本草经疏》曰：“灯心草，其质轻通，其性寒，味甘淡，故能通利小肠热气，下行从小便出，小肠为心之腑，故亦除心经热也。”《本草述》曰：“灯心草，泻心火，通气，此为味专长。”竹叶、灯心草合伍，为治疗小儿夜啼的主要药物。

小儿夜啼的特点是“发作有时”，用小柴胡汤透邪清热，疏通解郁为用。山药、扁豆、白术、内金自拟方，调和脾胃，以复健运之责。磁石，性平，味辛、咸，入肾、肝、肺经，具补肾纳气、潜阳镇惊之功效。用磁石摄纳潜阳，交通心肾，宁心神，可抑虚火上炎。因其质重，不宜久服，中的即止。

方药篇

方药者，医方药物。方剂又名处方，俗称汤头，是中医学辨证论治的重要组成部分，是中医临床治疗的主要工具。方剂是在中医基本理论的指导下，使用单味或多味药物，在辨证、立法的基础上，根据药物的性能和相互关系及一定的配伍原则所组成。

一般广泛流传的常用方剂，多是前贤通过反复临床实践，已被证实在治疗某一证候时是合理而又行之有效的药物组成。作为配方的范例，一方面便于临床应用；另一方面，在此基础上进行加减化裁，可组成新的方剂，以拓宽其临床应用。

小柴胡汤的临床体验

小柴胡汤源于张仲景《伤寒论》，为邪在少阳，枢机失和而设立。其方组成：柴胡，黄芩，人参，半夏，炙甘草，生姜，大枣。方中柴胡透达少阳之邪；黄芩清少阳之热，而除烦满；生姜、半夏和中降逆止呕；人参、炙甘草、大枣益气和中，扶正而驱邪外出，以防其内陷阳明。临床可加减使用于上呼吸道感染等诸症。

使用小柴胡汤必须要依据“伤寒五六日，中风，往来寒热，胸胁苦满，嘿嘿不欲饮食，心烦喜呕，或胸中烦而不呕，或渴，或腹中痛，或胁下痞硬，或心下悸，小便不利，或不渴，身有微热，或咳者”“伤寒中风，有柴胡证，但见一证便是，不必悉具”。

往来寒热：恶寒、发热一先一后交替出现，一般先恶寒后发热，恶寒时患者不觉得发热，发热时患者不觉得恶寒。有时患者会述之感觉是一会儿冷一会儿热。

胸胁苦满：胸胁部有满闷感觉，自己感觉很痛苦，但又描述不清。

嘿嘿不饮食：嘿者音义同默，不出声也。方有执曰：“嘿者，静也。胸胁既满，谷不消化，所以静默无言，不想吃东西。”

心烦喜呕：胆热犯胃，胃气上逆，因而心烦易吐。

其随症加减：若胸中烦而不呕者，去半夏、人参，加栝楼实；若渴，去半夏加栝楼根；若腹中痛者，去黄芩加芍药；若胁下痞硬者，去大枣加牡蛎；若心下悸，小便不利者，去黄芩加茯苓；若不渴，外加有微热者，去人参加桂枝；若咳者，去人参、大枣、生姜，加五味子、干姜。临证患者体质有强有弱，因而病势的进展就有轻重缓急的差异，在证候的表现上亦有相应的不同。因此，上述诸症不一定同时同现，但是只要有小柴胡证中的某一个证出现，一般就可以辨其证为小柴胡汤证。尤其重要的是往来寒热，胸胁苦满二症。所以说“但见一证便是，不必悉具”。

小柴胡汤虽仅有七味药，却是寒热并用补泻合剂的组方典范。不仅对外感病可收到表里双解之功，对内伤杂病也有协调和解之效。如果适当地加减变通，则适应证候更广，治疗效果会更佳。

病案1：朱某，女，30岁，职员

证候：时令暑夏，受凉太过，发热三日，体温39℃，服用退热药不解，伴有头痛头晕，身乏无力，心烦恶心，午后热甚。舌淡红，苔黄腻，脉象濡数，关脉弦。

病机：暑湿伤表，肝胃郁热，肺卫失调。

治法：清暑和解，芳香化浊。

处方：香薷10g，藿香10g，柴胡15g，黄芩10g，厚朴10g，童参10g，半夏10g，甘草10g，大枣10g，生姜3片。

水煎服两付。

肝胆郁热，暑热寒袭，卫外阳气为阴邪所遏，故发热较高，午后热甚，取方小柴胡汤合香薷饮加减化裁，名曰小柴胡香薷汤。香薷功于发汗解表，利湿祛暑，有“夏日麻黄”之称。藿香功于升清降浊，醒脾和胃。厚朴功于化湿和胃。藿香芳香重于微温，偏于由里达表，能祛阴湿浊邪；香薷辛温重于芳香，偏于发散走表，合于小柴胡汤，芳香化浊，和中疏解，透邪清热。本方煎药时盖锅盖，以防药性挥发。武火煮沸后转文火煎煮 10 分钟即可。

病案 2：郄某，男，40 岁，工人

证候：发热十余日，体温常在 39 ～ 40℃之间，西医诊为病毒性感冒。伴有阵冷阵热，口苦咽干，头痛身痛，纳差恶心，心烦急躁，便干溲赤。舌红苔黄略燥，脉象弦数。

病机：肝胆郁热，胃经蕴热，邪入少阳，枢机失和。

治法：透邪清热，扶正祛邪。

处方：生石膏 30g，柴胡 20g，黄芩 10g，党参 10g，大青叶 10g，半夏 10g，桑枝 10g，藿香 10g，炙甘草 10g，大枣 10g，生姜 6g。

水煎服三付。

二诊：服一付药后体温开始下降，药尽体温恢复正常，仍有身倦乏力，纳差不甘，舌淡红苔薄，脉象弦细。

病机：热退伤阴，脾胃失和。

治法：养阴清热，调和脾胃法。以加减葳蕤汤合蒿芩清胆汤及山扁术金汤化裁。

玉竹 15g，白薇 10g，藿香 10g，青蒿 10g，黄芩 10g，山药 10g，扁豆 10g，白术 10g，内金 10g，甘草 10g。服药三付康复。

〈按〉方中生石膏功能清热泻火，止渴除烦。其性寒而凉，质重而降，为清气分实热之药，偏于治阳明里热，味辛又有透达之长，能解肌表之热。大青叶功于清热解毒凉血，为解毒要药，清心胃之邪热，清肝胆之实热。患者素有烟酒之嗜好，二味药合用，增强清泄实热、解毒凉血之功效，用之合拍，加之小柴胡汤和解少阳，扶正祛邪，药尽热退。即为自拟方小柴胡石膏汤加减化裁之。

病案3：刘某，女，32岁，经商

证候：半月前感冒后咳嗽痰多，服药罔效，每晚咳嗽更甚，伴有胸闷气短，心烦急躁，动则汗出，时而身冷，每遇咽痒即咳，纳差恶心。舌淡红苔薄黄，脉象弦滑。

病机：肝胆郁热，郁火犯肺，肺失清肃。

治法：清热解郁，宣肺止咳。

处方：桔梗30g，柴胡15g，黄芩10g，半夏10g，陈皮10g，杏仁10g，茯苓10g，沙参10g，枳壳10g，甘草10g，大枣10g，生姜6g。

水煎服三付，服药后诸症悉减，仍有咽痒咳嗽，取原方加浙贝10g，继服三付病愈。

〈按〉本案符合小柴胡汤证，加桔梗甘草汤及二陈汤，名为小柴胡桔梗汤。桔梗善宣泄上焦，为开提肺经气分之要药，又为引药上行之要药。桔梗和枳壳一升一降，气动痰活。桔梗甘草汤源于《金匮要略》，功于祛痰排脓，清热解毒；主治火郁在肺，喉中介介如梗状。二陈汤，功于化痰和中。全方共奏透邪清热、解郁宣肺之功效。

病案4：李某，男，42岁，公务员

证候：公务繁忙，偶感风寒，感冒已愈，近半月来，头痛头晕，前额枕后，疼痛难忍，痛时如裹，伴有心烦急躁，口苦咽干，纳差不甘，夜寐不宁。舌淡红苔薄黄，脉象弦滑数。

病机：肝胆郁热，湿蔽清阳。

治法：舒肝健脾，清热除湿，清窍止痛。

处方：川芎15g，柴胡15g，黄芩10g，半夏10g，白芷10g，橘红10g，羌活10g，甘草10g，大枣10g。

水煎服三付，日服三次。

二诊：诸症悉减，唯两目干涩胀痛，继以上方加菊花

10g，服药三付而病除。

〈按〉本案属于外感之故，其因内为郁热上扰清窍，用小柴胡汤合羌活胜湿汤及二陈汤，名曰小柴胡胜湿汤。

头为“诸阳之会”“清阳之府”，为髓海所居之所。三阳经脉皆循于头面，而厥阴肝经与督脉会于颠顶，五脏精华之血，六腑清阳之气，皆上注于头。故而经络、脏腑病变，阻抑清阳，脑失于养，皆致头痛。虽头痛之病因多端，但不外乎外感和内伤两大类。用小柴胡汤祛除病邪，调和脏腑功能。川芎味薄气雄，性最疏通，能升能散，上升颠顶，具有散风止痛之功效。白芷为阳明经祛风药，凡头痛偏前额、眉棱骨，重用之。羌活祛风湿能直上颠顶，横行肢臂，头痛如裹，用之中的。全方在于和解少阳，扶正祛邪，风湿祛除而体康复。

病案5：童某，男，60岁，退休

证候：尿频、尿急、尿痛已有月余，伴有心烦急躁，纳差恶心，腰酸腿软，午后低热。舌淡红苔薄黄，脉象弦滑数。

病机：肝气郁结，气郁化火，湿热下注，蕴结膀胱。

治法：解郁清热，分清通淋。

处方：柴胡15g，黄芩10g，半夏10g，牛膝10g，萹蓄15g，瞿麦10g，木通10g，草梢10g，大枣10g，生姜3片。

水煎服三付，服药诸症悉减，尚有尿痛感，加滑石10g，继服三付而病除。

〈按〉本案病于肝气郁结，化火蕴结，不能宣通水道。用小柴胡汤调和脏腑、清热解毒，合伍清热泻火、利湿通淋之八正散，加减化裁，名曰小柴胡八正汤。萹蓄、瞿麦、木通、滑石、草梢清热利湿通淋，为主要药物；牛膝性善下行，走而能补。全方共用，郁热得解，膀胱之热得清而除疾。

病案6：肖某，女，63岁，退休

证候：胆结石症已有一年之久，时轻时重，经多方治疗罔效。近一周来，心情不悦，右胁痛甚，伴有口苦咽干，心烦急躁，胁痛彻肩，脘腹胀满，每每夜半，疼痛难忍。舌淡红，苔薄黄，脉象弦滑细数。

病机：肝胆郁热，蕴积成石。

治法：舒肝利胆，解郁清热，通下排石。

处方：柴胡 15g，黄芩 10g，白芍 15g，金钱草 15g，沙参 10g，内金 15g，枳壳 10g，海金沙 15g，炙甘草 10g，大枣 10g，生姜 3 片。

水煎服五付，嘱服完第一付药后，疼痛减轻，排便入盆，清洗大便，观察有无砂石。药尽复诊时带来满满一杯（八钱量酒杯）形状各异的碎石。仍觉有脘腹胀满，时现口苦，立方：柴胡 15g，黄芩 10g，白芍 10g，内金 10g，石韦 6g，枳壳 10g，甘草 10g。服药三付病除。

〈按〉用小柴胡汤加减调和脏腑，解郁清热，合伍排石汤，名曰小柴胡金钱汤。金钱草、海金沙、内金为化石之要药。白芍养血敛阴，柔肝利胆。枳壳消食积，化痰滞，理气宽胸。白芍与枳壳为伍，有扩张之用，胆囊结石得以排出。年高患者要慎用通便利便之药。

病案 7：李某，女，50 岁，护理人员

证候：诊为泌尿系结石已有三周，腰腹绞痛，午后痛甚，伴有尿频、尿急、尿痛，口苦咽干，心烦急躁，纳差不甘。舌淡苔薄黄，脉象弦滑数。

病机：郁热下注，蕴结膀胱。

治法：清热解郁，通淋排石。

处方：柴胡 15g，黄芩 10g，内金 20g，金钱草 15g，白芍 10g，枳壳 10g，大枣 10g，海金沙 10g，甘草 10g，生姜 3 片。

水煎服三付，第二付药服尽排出砂石，痛解病除。

〈按〉患者由于工作紧张劳累，心情欠佳，久郁火生，平素饮水较少，下焦湿热，蕴积成石而发病。用小柴胡汤清理脏腑，伍以排石药物，名曰小柴胡金钱汤，郁热得解，气机通畅，石下病除。

病案 8：张某，女，28 岁，教师

证候：暑夏产后一天发热，连续四日高热不退，体温在 39～40℃，治疗罔效。伴有口苦咽干，心烦急躁，每天下午二时起体温高至 40℃，头晕目眩，胸胁胀满，纳差不甘，便干溲赤。舌红苔薄黄，脉象濡数。

病机：肝胆郁热，暑热伤寒。

治法：清热解郁，祛暑解毒。

处方：生石膏 20g（先煎），柴胡 15g，黄芩 10g，香薷 10g，大青叶 10g，半夏 10g，孩参 10g，藿香 10g，炙甘草 10g，大枣 10g，生姜 3 片。

水煎服三付，两煎兑一起分三次服，日服三次，药后取微微汗出。

一付药进，热逐渐消退，诸症悉减，尚有纳差乏力。治以舒肝健脾，养阴清热法。

柴胡 15g，黄芩 10g，沙参 10g，玉竹 10g，白薇 10g，枳壳 10g，内金 10g，藿香 10g，甘草 10g。水煎服三付。

〈按〉产前介于职业所致，肝郁不舒，郁热内蕴。产时过于紧张，外感寒邪侵入而为病。时令盛夏，将息不善，高热不退。临证所属邪入少阳，当以小柴胡汤投之，凡妇人伤寒，热入血室，妇人产后发热或临经发热而有少阳热证者，用之皆收显效。

产后发热属于产后危重病之一。产后气血俱伤，元气受损，抵抗力弱，稍有感触，即可发生产后病。本病多发生于产褥期，尤其以新产后为多见，系由邪毒乘虚侵入胞中，正邪交争而致发热。肝郁脾虚之人，产后受邪，易阳，此乃木郁土虚，生化失职；又产后体虚，阴虚阳弱，腠理空虚易感外邪。肝胆乃表里之脏腑，腑为脏邪出入之通路，外邪入脏，借道胆腑，容于少阳，出现产后发热之少阳证。用小柴胡汤法宜清补兼施，表里双解，扶正祛邪，和解少阳，随症加减化裁，名曰小柴胡石膏汤及小柴胡葳蕤汤。

病案9：刁某，男，3岁

证候：不思饮食已有三月余，近一周拒进饮食，形态消瘦，急躁爱哭，时在午后感觉腹痛，睡觉不宁，时现磨牙，大便干结。舌淡红少苔，脉象弦细数。

病机：脾虚肝热，中州失养。

治法：理脾清肝，和解中州。

处方：柴胡10g，黄芩6g，半夏3g，山药10g，扁豆6g，白术5g，内金10g，沙参5g，藿香6g，甘草3g。

水煎服五付，服药后诸症悉减，嘱其禁忌嗜食冷饮之品。效不更方，又连服十付后病除康健。

〈按〉厌食一症，古无斯名，但有“不思食”“不嗜食”“不饥不纳”等记载，与本病相似。小儿厌食症，既不同于一般的食欲不振，也无明显痈积之症可凭。患儿患该症不知饥饿，见食不贪，甚则拒食，并无其他外感、内伤之疾病，但以厌恶进食一症为最。

治疗小儿厌食，以和为贵，以运为健，宜取轻清之剂醒脾之困，拨清灵脏气以恢复转运之机，俾使脾运复健，则胃纳自开。本案用小柴胡汤和解，其半夏有除胃寒、进饮食之功效，藿香醒脾开胃，再合自拟山扁术金汤调和脾胃，名曰小柴胡术金汤。胃纳脾健，嘱其家长合理喂养，养成良好的饮食习惯而病除奏效。

病案10：汪某，男，5岁

证候：咳嗽痰喘，已有两年，时轻时重，多治罔效。就诊时刚出院一周，近两日来，咳嗽又甚，痰多黏稠，午后喘重，夜不能眠，伴有胸闷，恶心欲吐，气短乏力，纳差便溏。舌淡，苔黄略腻，脉象弦滑细数。

病机：痰热郁肺，肺气上逆。

治法：清热解郁，宣肺平喘。

处方：柴胡12g，黄芩6g，半夏6g，橘红10g，沙参10g，桔梗10g，川贝6g，麻黄1.5g，地龙3g，甘草3g，生姜两片，梨皮一个。

水煎服五付，头两煎合并，分三次服，日服三次，连续服药一月而病愈。

〈按〉小儿咳喘之症发作时以邪实为主，病机主要在肺，治疗当以祛痰为主。病儿咳喘午后为重，视其发作有时用小柴胡汤，且柴胡尚有止咳之用，黄芩有清肺热之功。方中麻黄味辛苦性温，有良好的宣畅肺气、平喘止咳之功效，地龙咸寒降泄，走窜通络，又能清热定惊，利尿平喘。麻黄、地龙同伍，可以调节肺气开合，以达到宣肺、清热、平喘之功效。以小柴胡汤合桔梗汤、二陈汤而立，名曰小柴胡麻龙汤。用梨皮，取其清心降火，润肺止咳，除烦祛湿。

小柴胡麻龙汤，临床老少皆宜，其麻黄、地龙之比为1∶2为伍。

小柴胡汤乃经典方，一方在手，打遍天下不用愁。以其为基，随证加减化裁，衍生诸多疗疾之用。

小柴胡香薷汤：功于清暑和解，芳香化浊。

小柴胡石膏汤：功于透邪清热。

小柴胡葳蕤汤：功于养阴清热。

小柴胡桔梗汤：功于清热解郁，利咽止咳。

小柴胡胜湿汤：功于解郁清热，清阳除湿。

小柴胡八正汤：功于解郁清热，分清通淋。

小柴胡金钱汤：功于舒肝利胆，通下排石。

小柴胡术金汤：功于理脾清肝，和解中州。

小柴胡麻龙汤：功于清热解郁，宣肺平喘。

辨证是组方的基础，方剂是辨证的体现。医者临证务求验之宗旨，博采众方，师古而不泥古，无门户之见。小柴胡汤宜用于内、外、妇、儿诸科之证，用之广泛，疗效显著，充分体现了中医特色。小柴胡汤加导痰汤合生龙牡汤医治痫证，小柴胡汤加白虎汤治疗睾丸痛，小柴胡汤加增液汤治疗口腔干燥症，小柴胡汤加白芍治疗肝郁犯胃、胃虚气逆之妊娠恶阻。

逍遥散的临床体验

本方来自《太平惠民和剂局方》，由柴胡、白芍、当归、白术、茯苓、薄荷、甘草、生姜八味药物组成。为疏肝解郁、和营脾胃而设，是临床上常用方剂。方中柴胡疏肝解郁；薄荷之升散可以疏散肝气，透达肝经郁热；生姜之辛发可以发散郁结，三药合伍增强其解郁、疏肝理气之功效。白芍养血柔肝，当归养血补血，二药合伍，血和则肝和，血充则肝柔。茯苓、白术、甘草、生姜补脾和胃，以建中州。全方具有气血双调，肝脾同治之功，此遵古训“见肝之病，知肝传脾，当先实脾”之意。

肝气不舒男女皆有之，肝郁导致脾虚、血虚，而脾虚、血虚更易增重肝郁。逍遥散一方能恰如其分地解决肝郁脾虚之症。《成方便读》云：“夫肝属木，乃生气所寓，为藏血之地，其性刚介，而喜条达，必须水以涵之，土以培之，然后得遂其生长之意。若七情内伤，或六淫外束，犯之则木郁而病变多矣。此方以当归、白芍之养血，以涵其肝；茯苓、白术、甘草之补土，以培其本；柴胡、薄荷、煨生姜具系辛散气升之物，以顺肝之性，而使之不郁，如是则六淫、七情之邪皆治而前证岂有不愈者哉。”

逍遥散运用于调和脏腑功能失和，临症见于情志郁扰，胸闷不舒，胁痛腹痛，胸脘痞闷，烦热呕逆，胃脘疼痛，月经不调等。

病案1：高某，女，24岁，教师

证候：月经不定期已有两年之久，时而两月一行，时而三四月一行，伴有胸闷不舒，时而急躁，小腹胀痛，腰酸乏力，带下色黄，纳差不甘。舌淡苔薄白，脉象沉弦。

病机：肝郁脾虚，冲任失调。

治法：舒肝解郁，健脾益肾，调理冲任。

处方：柴胡 10g，当归 10g，白芍 10g，菟丝子 10g，茯苓 10g，白术 10g，香附 5g，桑寄生 10g，薄荷 3g，甘草 6g，生姜 3 片。

水煎服五付，用药十五付月经来潮，诸症悉减。嘱服用逍遥丸成药，每日两次，每次服 6g，姜水送服，连服两周后，继服前方十付，月经如期至。再以法从之，连续服用两个月，每月经行正常，停药嘱其要保持良好情绪，饮食有节，随心所欲，顺其自然。

〈按〉肝思血海而主疏泄，郁怒伤肝，肝气抑郁则肝之疏泄失常，而使月经不定期。其主要以肝、脾、肾三脏功能失调相关。同以舒肝解郁、健脾和营之逍遥散加以健脾补肾之菟丝子、桑寄生等，名曰逍遥定经汤。使其肝郁条达，脾肾气足，冲任血脉充盛，则月经自调。香附，通十二经，解六郁，解诸痛。其辛香气浓，为血中气药，善走能降，不寒不热。此药作用在于行气解郁，气行则郁解，气通则痛止。菟丝子、桑寄生功于补肾养肝，既能助阳，又能滋阴，温而不燥，补而不腻，为平补滋润之要药。

病案 2：李某，女，25 岁，职员

证候：行经腹痛，已有一年。伴有经前乳胀，胸胁胀痛，少腹冷痛，心烦急躁，腰酸带下。舌质暗，少苔薄白，脉象沉弦细。

病机：气滞血瘀，下元虚寒，冲任失调。

治法：舒肝解郁，健脾益气，化瘀止痛。

处方：柴胡 15g，当归 10g，白芍 15g，茯苓 15g，白术 10g，薄荷 5g，川楝 10g，元胡 10g，川芎 10g，甘草 10g，生姜 3 片。

水煎服五付，服药十付后行经，诸症悉减。嘱其先服成药，逍遥丸 6g，乌鸡白凤丸 1 丸，日服两次，姜水送服，连服两周后，继服原方十付，再次行经诸症悉除。经后再服用逍遥丸三周，以资巩固。

〈按〉痛经除有“不通则痛”者外，还应考虑与精血不足有关。经期泻而不藏，精血外流，此时精血不足表现尤为突出。其表现为虚实夹杂症，其机理乃是气血不足，在此精血不足之时，又兼气血郁滞而致痛。因而对痛经的治疗，除遵循“通”的法则外，还应顺应生理之自然，培补耗损之不足，注意脏腑的调和之。选用逍遥散方意在调气补血，疏达冲任，立足于“气调则血行，血行则气顺”之理。用川楝舒肝解郁热，配合能行血中之气滞、气中之血滞的元胡，增强理气止痛的作用，名曰逍遥金铃子汤。川芎味薄气雄，性最疏通，能升能散，上升颠顶，旁达四肢，下行血海，走而不守，为妇科理血之要药。

病案3：何某，男，61岁

证候：胃脘胀痛，三月有余，对症治疗罔效，伴有胃痛连胁，按之减轻，呃逆呕恶，嗳气频作，口苦咽干，心烦急躁，纳差不甘。舌淡苔薄白，脉象沉弦。

病机：肝郁气滞，脾胃不和，湿热中阻，胃失和降。

治法：舒肝解郁，调和脾胃，清湿和中。

处方：柴胡10g，白芍15g，当归10g，茯苓15g，黄芩6g，白术10g，厚朴10g，陈皮10g，川楝10g，元胡10g，藿香10g，薄荷3g，甘草10g。

水煎服五付，嘱其头二煎药兑在一起分三次服，日服三次；停止吸烟、饮酒之嗜，忌食辛辣食物，饮食有节，保持良好的情绪，平淡为怀。连续服药十付病愈，继服逍遥丸6g加保和丸6g，日服两次，姜汁送服，连服两周以资巩固。

〈按〉《临证指南医案》载：“医道在乎识证、立法、用方，此为三大关键。”胃痛之治，古往今来，分证复杂，方药繁多。为取得良好的疗效，关键在识证的同时，还要把握其立法要领，即为胃病治肝，湿去气畅，脾虚宜温，胃弱当调。清气出于肝胆，资源发于脾胃，疏肝利胆可使脾胃升降有节，有利于饮食消化、吸收、输布。胃病从肝治则有利于脾胃的功能恢复，用逍遥散为主方比单用调胃之品显效。与平胃散加减化裁，名曰逍遥平胃汤。用藿香、厚朴燥湿健脾和胃，可增强为胃之效。藿香芳香而不猛烈，温煦而不燥热，重于微温可由里达表，能祛阴湿浊邪，有升清降浊、行气化湿、醒脾和胃、辟秽止呕之功效。厚朴长于温中燥湿除满，与藿香同伍利湿和中尤宜。患者平素嗜好烟酒，其中州湿热俱盛，用小量黄芩而清之无弊。

病案4：杨某，女，37岁，教师

证候：乳腺增生，已有一年，双侧乳房胀痛，急怒后刺痛，心烦急躁，胸胁胀满，口苦咽干，经前症重，经后稍缓，月经时多时少，时而有块。舌淡红苔薄白，脉象弦滑尺弱。

病机：肝郁气滞，肝脾失调，痰凝聚结。

治法：舒肝健脾，调理冲任，化瘀散结。

处方：柴胡15g，当归10g，白芍15g，夏枯草15g，茯苓10g，白术10g，半夏10g，橘红、橘络各10g，蒲公英15g，皂刺10g，甘草10g。

水煎服五付，日服三次，用药渣热敷双乳。连续服药一月，诸症悉减。三个月后诸症悉除，嘱服逍遥丸6g合二陈丸6g，日服两次，以资巩固。

〈按〉乳腺增生古文献中无统一认识，其临证特点为乳房一侧或双侧有大小不等的圆形硬结，与周围组织不粘连，分界尚清，常感乳房刺痛或胀痛。其临床特点属于中医学的“乳疬”“乳癖”“乳核”范畴。

本病的发生多以冲任失调，忧郁思虑，以致肝郁气滞，肝脾失和，气滞血瘀，痰凝聚结而为病。用逍遥散合伍蒲公英、皂刺、夏枯草等，名曰逍遥英皂汤。蒲公英功于解毒散结，化痰消痈；皂刺功于搜风、拔毒、消肿、排脓，能引诸药上行；夏枯草功于清肝散结，可清上补下，止痛，是治瘰疬、瘿坚、乳痈、乳岩之要药。三药为伍更助化痰散结之效，加之橘红、橘络理气通络，宽中散结，橘红性辛能横行散结，为利气之要药，橘络功能宣通肺络，顺气活血，通肺络力强。全方共奏，肝脾调和，中州得运，气解痰化，冲任得调而诸症悉除。

病案5：王某，男，32岁，教师

证候：咽喉有物阻塞，已有三月之久、治疗罔效，伴有精神抑郁，胸闷太息，夜寐不宁，工作无力，讲课有差，时现胸胁胀满，纳差不甘，虽有饮酒嗜好，入口乏味。舌淡红，苔薄黄略腻，脉象弦滑细数。

病机：肝经郁热，脾胃失运，湿热中阻，痰气郁结。

治法：舒肝解郁，清湿和中，化痰理气。

处方：柴胡15g，当归10g，白芍10g，玫瑰花10g，黄芩10g，茯苓10g，半夏10g，生麦芽20g，橘红10g，桔梗10g，枳壳10g，生甘草10g，生姜3片。

水煎服五付，每付药分三次服用，日服三次。服药后精神状态好转，仍觉咽喉部阻感时上时下，饮食尚可，嘱其戒酒。继以前方，把橘红改为15g，桔梗改为15g，加入沙参10g，连续服用十付而愈。

〈按〉此症系梅核气，多发于女性，实者男性病发也不少。《仁斋直指方》描写其症状为“塞咽喉如梅核、粉絮一般，咯不出，咽不下，每发欲绝，逆害饮食”。所以后世把此病称为梅核气。用逍遥散疏肝解郁，养血健脾，气血双调，肝脾同治；加玫瑰花、生麦芽、枳壳疏肝理气；黄芩清湿热，泻肺火，名曰“逍遥玫麦汤”。以“苦、辛、凉、润、宣、通”治疗郁久化热的疾病乃前贤之验，桔梗、枳壳取其一升一降，使得郁热之痰得以化解。全方理气化痰降逆，养阴生津，理气而不伤阴，养而不滞。另外“心病还须心药医”，耐心做思想工作，去其不良生活习惯，使其心情开朗舒畅，郁情得解，其症自消。

病案6：李某，男，35岁，司机

证候：近三月来，交合即泄，伴有腰酸腿软，心烦急躁，夜寐不宁，曾服用知柏地黄丸、五子衍宗丸及汤剂，效不显，心情更加抑郁。舌淡红少苔，脉象沉弦细数。

病机：肝肾不足，郁火下扰，精关不固。

治法：舒肝解郁，和中清热，固肾摄精。

处方：柴胡10g，当归10g，白芍10g，桑螵蛸10g，茯苓10g，白术10g，黄柏10g，五味子10g，升麻1.5g，甘草10g，大枣10g，金樱子10g。

水煎服五付，日服三次，用热药渣熏双足。嘱其忌辛辣饮食，忌烟酒，生活规律，保持愉悦勿躁。切勿急于求成，心态决定一切，夫妻要相互理解、沟通、包容，服药期间暂停房事。

连续服一月，诸症得以恢复，行房时可达十分钟，鼓励其保持良好心态，节制性欲，停用汤药，改早服知柏地黄丸，晚服五子衍宗丸。三个月后一切正常，夫妻满意，家庭和谐。

〈按〉早泄是指当阴茎尚未插入阴道之前即发生射精的现象，偶尔出现一次早泄现象则不属于病态。本病的发生，总由肾气不固摄，肝司疏泄失职，使其肝肾之阴阳失调而为病。或因肾气不固，房劳太过；或疏泄失度，肝之阳强，则火不秘；或因情志失调，欲念火动等诸因而发病。本案系偶现早泄，未曾得以指点而精神负担加重，以致肝郁脾虚，肝肾不足，郁火下扰，情志失调而为病。方用逍遥散舒肝解郁，养血柔肝，补脾和胃，使其归位司职。取五味子、桑螵蛸、金樱子益肾固精，收纳肾气，名曰逍遥固精汤。用黄柏功于泻相火，清湿热。升麻上升达郁，更助五味子之提升力，量用少许会收奇效。

医者要用真诚恳切的态度去抚慰病家，减轻其心理障碍，消除其紧张情绪。同时要认真负责地指导其性生活知识，使夫妻双方相互理解，相互关怀，相互体贴，相互交流，从而达到性和谐。

病案7：刘某，男，40岁，经商

证候：睡眠不好，已有半年，时轻时重，有时难以入睡，有时醒后不能再眠，服镇静剂也少见效，次日头昏头沉。近两周，因商事所致，病情加重，甚者彻夜目不交睫。伴有胸胁胀满，口苦咽干，头晕耳鸣，腰酸腿软，乏力纳呆。舌红苔薄白，脉象弦细。

病机：肝胆郁热，脾胃失和，阴阳失交。

治法：气血双调，肝脾同治，引阳归阴。

处方：柴胡10g，当归10g，白芍15g，生麦芽20g，茯苓15g，白术10g，百合15g，生龙牡30g，菖蒲10g，薄荷3g，生姜3片，生甘草10g。

水煎服五付，日服三次，药渣熏足。服十付，诸症好转，仍梦寐纷纭，眠不安稳，此仍有阳不入阴，肝魂不敛之象，原方柴胡15g，百合30g，生龙牡各30g，再服十付而告捷。为巩固，改服逍遥丸，每日两次，每次6g，用薄荷生姜煎汤送服。

〈按〉不寐一症，多为情志所伤，劳逸失度、五志过极、饮食不节等都能引起阴阳失交，升降出入失调而为病。用逍遥散功于气血双调、肝脾同治，入百合具有养阴清热除烦、宁心安神之作用，生龙牡能滋阴潜阳、镇心安神，名曰逍遥龙牡汤，使其既伤之气复其常，精神振奋而强志，阴阳相交。舒畅其气，则思维开朗，心情惬意，脑有所安。

病案8：裴某，男，52岁，经商

证候：手掌、肘部患牛皮癣已有三年余，时轻时重，对症治疗效不显。近月来，痒甚，表面有湿性鳞屑，伴有胸胁胀满，心烦急躁，夜寐不宁，时心慌气短，晨起头晕。舌淡苔薄白，脉象弦滑细数。

病机：肝郁不舒，气血失调，邪热凝滞。

治法：舒肝理气，养血柔肝，润肤止痒。

处方：柴胡10g，当归10g，白芍、赤芍各10g，白藓皮15g，茯苓15g，白术10g，羌活10g，地肤子10g，薄荷5g，苦参10g，甘草10g。

水煎服五付，日服两次，嘱其忌辛辣、腥膻之味，保持好心情，注意节制。

服药十付，症状好转，继服原方，加外洗方药：黄精 5g，藿香 5g，儿茶 5g，大黄 5g，米醋 500g，适量加水煮沸后湿敷患处，每日两次。一付药用 7 ～ 10 天，每次煮时加水。内服、外洗治疗三个月左右症状消，又服逍遥丸 6g，四妙丸 6g，以资巩固。

〈按〉本病多因情志不遂，肝郁不舒，饮食不节，脾胃失和，气血失调，邪热凝滞于皮肤而为病。合伍白藓皮为治疗皮肤病之要药，燥湿而善走，内达关节，外行肌肤；苦参清热燥湿，凉血解毒；地肤子除湿热，祛风止痒。三药为治皮肤病首选之，名曰逍遥藓皮汤。羌活功于搜风胜湿，又横行肢臂，引药于患病部位。

牛皮癣因其鳞屑多且呈银白色，又称为银屑病。古人有“白疕”“蛇虱”“疕风”之论述记载。

病案 9：周某，男，61 岁

证候：右胁肋部疱疹已有五日，此前因右胁刺痛难忍，曾以肋间神经痛治疗不效，后现疱疹而就医。右侧胁肋部布满成簇小疱，痛如火燎，伴有心烦急躁，胸闷气短，夜不能寐，口苦咽干，头晕目眩，纳差不甘，便干溲赤。舌淡红苔薄黄，脉象弦滑数。

病机：肝胆郁热，脾胃失和，湿热内蕴。

治法：舒肝解郁，调和脾胃，清热解毒。

处方：柴胡 15g，当归 10g，白芍、赤芍各 20g，蒲公英 20g，茯苓 10g，白术 10g，黄芩 10g，皂刺 10g，元胡 10g，薄荷 5g，胆草 3g，甘草 10g。

水煎服五付，另蒲公英 20g，皂刺 10g，煎汤外用湿敷。嘱其忌食辛辣、烟酒，连服十付病除，再服逍遥丸合四妙丸各 6g，日服两次，连服一周。

〈按〉带状疱疹，中医学称为“缠腰火丹”“蛇串疮”，俗称“转腰龙”。本病发病前独一特征，在病发部位有疼痛、灼热感，接触敏感，甚至有刺痛或跳动感。业医者遇此应首要考虑是否是该病的潜伏期，通过四诊即可以了然，应时给予清热解毒、凉血除湿法，将会收到一定的效果。

本案患者素嗜好烟酒，性急又遇事未解，肝胆郁热，湿热内蕴，外感毒邪乘势而入。方用逍遥散合小柴胡汤加减化裁，舒肝解郁，清热利湿，加蒲公英清热解毒，消肿散结。皂刺辛散温通，清除气血瘀。组方名曰逍遥芩英汤”，全方共奏舒肝解郁、调和中州、清热利湿、解毒止痛之效。

病案10：郭某，男，60岁

证候：近半年来，无名火起，心烦急躁，夜寐不宁，腰酸腿软，喜善太息，诸事无趣，时而躁动，时而懒散，酒不醒味，烟不提神，情感淡漠，夫妻失和。舌淡苔薄黄，脉象沉弦细数。

病机：肝郁脾虚，湿蕴中州，肝肾阴虚。

治法：解郁柔肝，清利中州，填精益志。

处方：柴胡10g，白芍20g，当归10g，生麦芽20g，茯苓15g，白术10g，黄芩10g，五味子10g，橘红15g，半夏10g，寄生10g，生龙牡30g，甘草10g。

水煎服五付，日服三次，嘱其心情平稳，生活规律，饮食有节。

连服十五付病除康复，再服用一周中成药，早服六味地黄丸，晚服逍遥丸。

〈按〉由于思虑太过，所求不得，肝气被郁，脾气不升，气郁痰结，阻蔽神明，郁蕴成疾。气和血是人体生命活动的动力基础，宜流畅，不宜瘀滞，肝郁气滞，脾胃失和，偏嗜偏好，中州受损，久而伤及而致血瘀为致病。方用逍遥散合二陈汤、小柴胡汤加减化裁，名曰逍遥麦橘汤。全方共奏舒肝健脾、解郁化浊、填精益志之效。使其肝气条达疏泄，则脾肺之气舒畅，其司责归位，气血流畅，阴阳平衡，则体自安。

“逍遥”二字，出自《庄子·逍遥游》，黄䥽复云：“逍者，消也。如阳动冰消，虽耗也，不竭其本。遥者，摇也，如舟行水摇，虽动也，不伤其内。”方名为逍遥散，含有疏达之意，木郁达而诸症皆解，心情舒畅，故有逍遥之名。

逍遥散是调和肝脾、培土生木的主方，《内经》云：“木郁达之，遂其由直之性。”治法顺其条达之性，开其郁遏之气，并宜养肝血以健脾土。肝藏血，主疏泄，体阴而用阳，即肝以阴血为本，而能调节一身之气机为用。肝气郁结，既影响藏血又易化火动风阳，宜以柔肝之法以柔济刚。故方中用柴胡来疏肝达木。柴胡性平味苦，入肝、胆经，体质轻清，气味俱薄，其升发之性，能引肝经清气上升，为厥阴之根使。柴胡入气分能疏气解郁，以气治血，即通过调气而治血分病。肝为血脏，柴胡入肝经，故又能入血分，行血中之气。方中恐柴胡疏肝解郁之力不够，加入少许薄荷。薄荷性辛凉，入厥阴肝经，可以凉肝，其芳香可以解郁，但因其为辛凉解表之药，故用之量不宜太过，否则不可以发挥其效之功。由于木郁影响肝藏血，以白芍、当归为伍滋养其肝血，肝血充足，肝阴濡润，则肝郁自解。茯苓、白术以健脾，助土升木。脾为湿土，肝郁侮脾，脾土失运则湿聚。脾土健，生化之源泉不竭，血足养肝，则肝郁自解。

白芍一药，在《诗经》中早有记载，为古药之一。白芍，在《神农本草经》有“主邪气腹痛，除血痹……止痛”等功效记载。白芍养血敛阴，柔肝安脾，即可柔和刚悍之肝气，使脾得安。所以，白芍是应用极广、临床效果极佳的药物之一。多种病症都能用白芍而收效，其用药计量在15g以上更能显效。

逍遥散的解郁养血之常用方剂及临证衍生方剂如下：

逍遥定经汤：为舒肝解郁、健脾补肾、调理冲任而设。

逍遥金铃汤：为舒肝解郁、健脾益气、化瘀止痛而设。

逍遥平胃汤：为解郁调脾、清湿和中而设。

逍遥英皂汤：为解郁调中、化瘀散结而设。

逍遥玫麦汤：为清热和中、化痰理气而设。

逍遥固精汤：为解郁和中、固肾摄精而设。

逍遥龙牡汤：为气血双调、肝脾同治、引阳归阴而设。

逍遥癣皮汤：为舒肝理气、养血柔肝、润肤止痒而设。

逍遥芩英汤：为调和肝脾、清热解毒而设。

逍遥麦橘汤：为解郁柔肝、清利中州、填精益志而设。

逍遥散堪称古方之典，它结构严谨，组织有序，用药精练，配伍、制剂有方，药物功效都遵《神农本草经》，为医家推崇习用之作。健脾者不在补，贵在运，故健脾法有补中寓消、清中有补、补不碍滞、消不伤正之特点体现。

逍遥散在临证中运用广泛，诸如内科之发热、肝病、尿频、心悸、失眠、瘾病、胸痹、眩晕等，妇女之月经病、带下、盆腔炎、阴吹、乳痛、乳腺肿块、乳溢等，只要立法严谨，配伍恰当，方以法立，药以症转，均可达到药到病除之境。

二陈丸（汤）的临床体验

二陈汤出自《太平惠民和剂局方》，由半夏、陈皮、茯苓、甘草组成。歌诀“二陈汤用夏和陈，益以甘草与茯苓，利气祛痰兼燥湿，痰湿为病此方珍”。功于燥湿化痰，理气和中。方中半夏、陈皮燥湿化痰为主，配茯苓健脾利湿，甘草健脾和中。陈皮，性温味辛、苦，入脾、肺二经；功于理气健脾，燥湿化痰；辛散苦降，温和而不峻，偏于理脾肺之气。半夏，性温味辛，入脾、胃二经；功于燥湿化痰，和胃止呕，宽中消痞，下气散结，为化寒痰、湿痰之主药。《医林纂要》记载：“陈皮，上则泻肺邪，降逆气；中则燥脾湿，和中气；下则舒肝木，润肾命。主于顺气、消痰、去郁。”半夏，《本草纲目》曰：“脾无留湿不生痰，故脾为生痰之源，肺为贮痰之器，半夏能主痰饮及腹胀者，为其体滑味辛性温也，涎滑能润，辛温能散亦能润，故行湿而通大便，利窍而利小便，所谓辛走气而化痰，辛以润之是矣。”半夏炮制繁陈，陈皮之顺气降痰，气化痰也化，辅助半夏之力。中药有“六陈”之说，指出六种中药需要通过一定的方法陈放储存，使药物由新药变为陈药，使其性味、功效发生变化，从而更符合临床治疗需要。东垣前贤在《珍珠囊指掌补遗药性赋》中载有“六陈歌”，有陈皮、半夏在其中，故名为“二陈汤”。

历代医家在治疗肺系患的咳喘药中都入伍陈皮、半夏、茯苓、甘草，如明《古今医鉴》中止咳橘红丸，《寿世保元》中除痰止嗽丸，金《东垣全书》中半夏天麻丸，明《景岳全书》中清气化痰丸等。

二陈丸加竹茹、枳实、大枣为温胆汤，出自《千金要方》，主治胆虚热上扰、虚烦不得眠、惊悸不安、口苦呕吐等症；具有化痰除湿、清胆和胃之功效。

二陈汤加南星、枳实为导痰汤，出自《济生方》，主治一切痰厥、头目眩晕等症；具有化痰除湿、畅中消痞、导引祛邪外出之功效。

二陈汤加胆星、枳实、人参、菖蒲、竹茹为涤痰汤，出自《济生方》，主治中风痰迷心窍、舌强不语等症；具有开窍豁痰、化痰通络之功效。

二陈汤加当归、地黄为金水六君煎，出于《景岳全书》，主治肺肾虚寒、水泛成痰之症；具有温补肺肾、利水化痰之功效。

诸多二陈汤之衍生方均可拓宽其治疗范围。二陈汤组方简练严谨，为后人所崇拜与遵循，是治疗痰湿的要方、基础方。在此基础上，遵守“五脏六腑皆令人咳，非独肺也”之训。前贤陈修园曰：“咳嗽不止于肺而又不离于肺也。”二陈汤为咳嗽痰多、脾湿痰饮、脘痞纳呆者而设。临证时辨证求因，审因而治，是以水津四布，水运通调，肝气不逆，肾气不浮，肺司宣降，焉能无功效。

病案1：李某，男，52岁，园工

证候：四年以前，劳后汗出，冲凉水浴，致使寒邪内侵，当晚发病咳喘，对症治疗缓解，后每逢秋冬之季，气候变化而发病，常用西药止咳平喘之剂。近四日来，旧疾复发，用药罔效，气喘痰鸣，张口抬肩，不能平卧，咳嗽痰多，痰咳不爽，痰稀薄白，神疲乏力，午后身热，口苦咽干，夜尿频数，纳差不甘。舌淡红，苔薄黄略腻，脉象弦滑。

病机：脾肾两虚，痰湿内蕴，肾不纳气。

治法：宣肺化痰，降逆平喘，燥湿纳气。

处方：柴胡15g，黄芩10g，橘红15g，半夏10g，茯苓15g，白术10g，麻黄3g，地龙6g，桔梗15g，五味子10g，葶苈子6g，大枣10g，甘草10g，生姜5g。

水煎服五付，日服三次，生姜后下，嘱其禁烟酒、浓茶及肥甘厚味。以清淡为宜。

二诊：服药后微微汗出，咳喘减轻，仍有夜寐不宁，纳食乏味，继宗前方加菖蒲10g，炒谷稻芽各15g，服药五付，每付药加梨皮一个。

三诊：诸症均减，继宗前方服之，连续服用十五付而病愈。

为巩固疗效，改服麦味地黄丸合二陈丸，日服两次，用冰糖梨水送服。

〈按〉凡咳喘反复发作或发作日久，多数呈现虚实夹杂之证候。其痰涎壅盛，气道不利，咳喘痰鸣，胸闷胸襞，此实证之象；脾失健运，纳谷不香，食不能化为精微，反而留湿为痰，上阻气道，此又现虚实夹杂之症；肾气不足，摄纳无权，气喘而作，又现虚象。本案系虚实夹杂，法宜补泻并用，标本兼顾。方以二陈汤为基，合伍小柴胡汤、桔梗甘草汤、葶苈大枣泻肺汤加减化裁，名曰二陈定喘汤。全方共奏除湿化痰、健脾和中、止咳平喘之效。

病案2：李某，女，52岁，工人

证候：眩晕年余，时轻时甚，甚时欲仆，泛泛欲吐，心慌气短，心烦急躁，腰酸腿软，夜寐不宁。舌淡苔薄黄，脉象弦，滑数。

病机：痰湿上扰，肝胆郁热，冲任失调。

治法：清化痰湿，调理冲任。

处方：柴胡15g，泽泻15g，白术10g，淮小麦20g，茯苓15g，黄芩10g，枳壳10g，紫丹参10g，半夏10g，橘红15g，甘草10g，大红枣10g，生姜5g。

水煎服五付，群药浸泡30分钟，日服三次，生姜后下。

二诊：服药后诸症减轻，仍有心烦急躁，夜寐不宁，午后晕甚，继以前方从之，改泽泻30g，淮小麦30g，生龙牡各20g，连续服用十付而病除。后以丹参代茶饮，以防复发。

〈按〉《内经》曰："女子……七七任脉虚，太冲脉衰少，天癸竭，地道不通……"本案者正处于冲任失调之际，气血不足，气虚则脾失运化，易滋痰湿，"无虚不作眩"，投以二陈汤合泽泻汤、甘麦大枣汤加减化裁，名曰二陈泽泻汤。全方共奏清化痰湿、养心益脾、调理冲任之效。脏腑各归其职，其病症焉能不愈。

丹参具有很好的养血安神及活血止血作用，"一味丹参功于四物"，同时能起到调经止痛、扩张冠状动脉、降低血压及提高抗病能力的作用。代茶饮，即用1g左右加少许绿茶为饮用，能够很好地促进身体恢复健康。但要避免辛辣、油腻及酸性食品。

病案3：赵某，女，60岁

证候：沉沉好睡，不能劳作，精神疲乏，不欲饮食，已有两月，时而恶心，喜善太息。舌淡苔薄白，脉象濡弱。

病机：湿困中阻，蒙蔽清窍。

治法：化湿和中，醒脾开窍。

处方：茯苓10g，橘红10g，半夏10g，生麦芽15g，藿香 10g，佩兰 10g，白芍 10g，炒谷稻芽 30g，苍术 10g，白术 10g，甘草 10g。

水煎服三付，日服三次，纠其浓茶嗜好，少食肥甘，连续服药六付病除。

〈按〉盖阳盛阴虚者少寐，阳虚阴盛者多寐，或病后体弱，精神未复，及邪浊弥漫，清阳被困而多寐也屡见不鲜。本案患者身体肥胖，平日嗜饮浓茶，懒于活动。胖者多湿，湿困中阳，蒙蔽清窍而为病。用二陈汤理气化湿，合藿香、佩兰芳香化浊，加减化裁，名曰二陈醒窍汤。湿浊如雾，足以蒙蔽清阳，昏昏嗜卧，用药犹如日出雾消，浊化神清，病乃去矣。

病案 4：刘某，女，29 岁，幼教

证候：产时大出血，产后一周，心情郁闷，夜不能寐，胸闷心烦，时而泪下，午后低热，头晕目眩，口苦咽干，口干不思饮，纳差不甘。舌淡，苔薄白，脉象弦滑细数。

病机：气血虚弱，脾胃失和，肝胆郁热，上扰清阳。

治法：调和脾胃，解郁清热，化湿宁心。

处方：茯苓 15g，陈皮 10g，半夏 10g，淮小麦 20g，柴胡 15g，黄芩 10g，甘草 10g，厚朴花 10g，白芍 10g，菖蒲 10g，大枣 10g，生麦芽 15g。

水煎服五付，日服三次，嘱其要心情舒畅，勿过紧张，夫妻共勉，相互体贴，虚心向前辈老人请教，切勿看书育儿。

二诊：服药后诸症悉减，情绪改变，效不更方，诱导表扬，继服五付康复。

〈按〉产后出血过多，气血大虚，五脏失养；初为人母，思虑伤脾，心血不足，郁火夹湿，神不守舍而为病。用二陈汤益脾化湿合伍小柴胡汤、甘麦大枣汤加减，名曰二陈宁神汤，以清解郁火，柔肝理气，调脾和中，使其阴血充盈，五脏得养，虚火平伏，神乃自安。同时进行思想开导也是必不可少的。

病案5：周某，男，58岁

证候：患高血压五年之久，一般Bp160/110mmHg，近两周，胸闷气短，夜寐不宁，烦躁汗出，时而怕冷，头晕目眩，口苦咽干，Bp150/100mmHg。舌淡苔白腻，脉象弦滑细数。

病机：阴虚肝旺，心阳不振。

治法：育阴平肝，温阳固气，理气和中。

处方：茯苓10g，橘红10g，半夏10g，怀牛膝15g，桂枝10g，白芍10g，远志10g，生龙牡30g，大枣10g，甘草10g，生姜5g。

水煎服五付，日服三次。嘱忌烟酒、浓茶及肥甘厚味、辛辣之品，饮食有节，生活规律，心态平稳。

二诊：服药后症状减轻，Bp140/90mmHg，时有头痛，继宗前方加川芎10g，天麻10g，连续服十五付，血压正常，诸症悉解，嘱其早服二陈丸3g，晚服牛黄清心丸。

〈按〉高血压病，既有阴血亏虚，又有肝阳上扰之症；既有心阳不振，又具气机不畅。病情复杂，寒热交错，立方必须要适当兼顾。用药既不能清凉滋腻，又不可辛燥助阳。本案选用二陈汤和桂枝加龙牡汤加减化裁，名曰二陈和营汤。化痰湿以利气机，既振心阳又调和营血，镇心神，平肝潜阳。缓缓图治，病情稳定。谆谆嘱其调心态，改变生活习惯。

余临证每遇咳喘、痰饮、呕吐等首选二陈汤为基础，随证加减化裁，每每获取良效。

痰者，病理性产物，故医云："百病多由痰作祟。"中医广义的痰病，其临床表现往往错综复杂，很难精准地遣方用药，故有"顽痰怪证"之论。痰的产生，是脏腑功能失调的结果。中医学认为痰、饮、水是人体水谷精微的病理产物，根据其稠和稀分辨病症及发病部位之不同而有区别。然水肿多发于四肢肌肤，饮邪多留于胸腔、肠胃之中，而痰随气而行，无处不到，遍及周身上下，均可发生痰病。

痰病发生与肺、脾、肾三脏水液代谢失常有关，然临证之湿痰、热痰、风痰、寒痰等诸症依据前贤之论从之。“水精四布，五经并行，何痰之有”；“治痰先治脾，脾复健运正常，而痰自化也”；“肺主一身之气，通调水道，肺为水之上源，宣发肃降利其器”；“肾为水之下源，肾为痰之本，使痰不生，温补肾阳，化散痰结”；“肝为万病之贼，善治痰者，不治痰先治气，气顺一身之津液亦随而顺矣”；“心者，人之所主，心之所养者血，血虚，神去则舍空，舍空则郁而停痰”。

二陈汤为治痰之基础要方，遵守“五脏六腑皆令人咳，非独肺也”之古训，辨证求因，审因而治。是以水津四布，水道通调，肝气不逆，肾气不浮，肺司宣降，心之所养，焉能无功效。

二陈定喘汤：为宣肺化痰、降逆平喘、燥湿纳气而设。

二陈泽泻汤：为清化痰湿、理冲清阳而设。

二陈醒窍汤：为化湿和中、醒脾开窍而设。

二陈宁神汤：为调和脾胃、解郁清热、化湿宁心而设。

二陈和营汤：为育阴平肝、温阳固气、理气和中而设。

小柴胡汤、逍遥散、二陈汤是医者众用之方，各自均有独特的见解和体验，这正是中医特色的具体体现，也是“勤求古训，博采众方”所现。采撷众方，尤能化裁，赋以新意，中医药方可长盛不衰，中华民族之文化底蕴永葆青春。

验方杂谈

一、成药新用

1. 速效救心丸

血管性头痛、三叉神经痛：每次服 6 ～ 10 粒。

鼻塞不通：含服 6 粒。

妇女痛经：含服 6 粒，用 4 ～ 5 粒研末敷脐。

2. 云南白药

鼻出血：与小金丹同服，日服两次。

腰颈椎病痛：与小金丹同服，日服三次。

带状疱疹：醋或麻油调敷患处，一日两次。

妇女痛经：白酒调敷脐。

婴儿脐炎：麻油调敷脐。

3. 天王补心丹

心悸、房颤：日服2～3次，每次一丸。

4. 六味地黄丸合逍遥丸

男子更年期：日服两次。

二、药酒

1. 三仙益肾酒

药物组成：仙灵脾15g，仙茅10g，灵仙10g，白酒500g。将药物洗净，风干后纱布包浸泡酒中，浸泡四周，日服1～2次，每次10mL。功于温肾壮阳而祛寒，温经通络而止痛。宜于阳痿、腰腿疼痛之症。

2. 三子固精酒

药物组成：菟丝子15g，金樱子10g，五味子3g，白芍10g，白酒500g。将药物洗净风干后用纱布包浸泡酒中，浸泡四周，日服1～2次，每次10mL。功于补肾固精而养血，益精助阳而柔肝。宜于早泄、腰酸腿软等。

3. 益气养心酒

药物组成：丹参15g，山楂10g，生地10g，川芎10g，白酒500g。将药物洗净，风干后用纱布包浸泡酒中，浸泡三周。日服1～2次，每次10mL。功于活血化瘀而通络，益气养血而宁心。宜于心脑血管疾病的防治。

三、外用药

处方1：土鳖虫10g，血竭10g，川断15g，当归10g，乳香10g，没药10g，骨碎补10g，红花10g，地龙10g，伸筋草10g。

水煎外用，主治腰颈椎病。功于活血化瘀，消肿止痛。诸药煎煮25分钟，以药渣包热敷患处，每次20分钟，药汁兑水，白酒半两，熏泡双足。每付药连续用五天。

处方2：白蘚皮15g，地肤子10g，蒲公英15g，皂刺15g，连翘15g，柴胡10g，当归10g，赤芍10g，白芍15g，茯苓15g，白术10g，丹参20g，桃仁6g，红花6g，木香10g，郁金10g，玫瑰花10g，升麻5g，甘草10g。

以上十九味共研细末，内服量每次3g，日服两次，外用敷面。水、醋、奶比例6∶1∶3，每晚敷面20分钟。主治颜面瘀斑，痤疮。功于舒肝理气，活血化瘀，颜面祛斑。禁忌辛辣食物、鱼虾、羊肉。

处方3：白芷粉用水奶调匀敷面，水奶之比为5∶1，每次敷面20分钟。功于养颜美容。

四、王氏小儿健脾化食丸

处方：山药10g，扁豆5g，苍术5g，白术5g，内金10g，茯苓5g，焦三仙15g，青蒿10g，黄芩5g，枳壳3g，陈皮5g，半夏3g，藿香5g，甘草3g。

以上药味共研细末，炼蜜为丸，每丸3g重。功于健脾和胃，消食化滞。

养生篇

养者取也，生者犹造也，专事之词。养生即是保养身体，增强生命力。

社会的高速发展，已将“人生七十古来稀”化做历史记载。中华大地唱的是“六十人生没过半，七十才是青壮期，八十刚唱哆来咪，九十常见不稀奇，百岁中年满天飞”。

养生不是被动的修补，而是根据生命发展规律，主动保养身体，减少疾病，促进健康，延年益寿。

人生最大的错误，是用健康换取身外之物；人生最大的悲哀，是用生命换取个人的烦恼；人生最大的浪费，是用生命解决自己制造的麻烦。俗语有“都有别有病，都没别没钱；缺什么也不能缺少健康，健康不是一切，但是没有健康就没有一切”；“好不容易奔小康，一场病来全花光”。

古代养生家云：“我命在我不在天。”也就是说每个人都要牢牢地把握住自己的生命，绝不能把唯一的生命完全托付给他人。要按照“合理膳食，适量运动，戒烟戒酒，心理平衡”的四大基石过好每一天。人们常说“不急不恼百年不老，不懒不馋益寿延年”，它内蕴着精神养生、运动养生、饮食养生。

健康长寿是人类社会共同的理想和追求，健康是长寿的首要条件，没有健康就很难长寿。长寿有两个含意，那就是延长寿命和生活质量好。其秘诀就是：心态平和，生活规律，心地善良，家庭和睦，平静而有序地生活。

人到老年要自己设计生活，有高质量的设计，便会有高质量的晚年。干自己所乐意干的事，干自己未竟之事。

老年养生

中医学在两千多年的发展中形成了三大应用领域：一是疾病预防，又名治未病或脏腑气血调理；二是疾病治疗；三是益寿抗衰老，又名方药致寿。方药致寿以肾为先天之本，脾胃为后天之本，以辨证用药为原则，虚则补之，积则泄之，以达到脏腑气血阴阳平衡为目的。

中医养生的理念是顺其自然，阴阳平衡，因人而异。情志、饮食、起居、运动是中医养生的四大基石。全面保养、调养等要从青少年做起，要持之以恒。

中医治未病，其思想涵盖健康与疾病的全程。主要包括："未病先防"，即预防疾病的发生；"既病防变"，即防止疾病的发展；"病愈后防复"，即防止疾病的复发。

《内经》记载："阳气者，若天与日，失其所，则折寿而不彰。"阳气是人体生命活动的表现，是生命之火。它由来自父母的先天之气、后天的呼吸之气及脾胃运化而来的水谷之气结合而成。阳气具有温养全身组织、维护脏腑功能的作用，若阳气失去正常的运行而不发挥其重要作用，人就会减损寿命或夭折，生命功能也减弱不足。人到四十岁以后就应该把保养阳气、顾护生命之火作为延缓衰老的重点。要养成良好的生活习惯，切莫"自恃强壮"而"放纵"。要深知劳逸结合的重要性，要牢记生活失节之害。要知晓高脂伤心："膏粱厚味，腐肠之药。清淡饮食，乃长寿之方。"嗜酒伤肝：《内经》云："以酒为浆，以妄为常，醉以入房，以欲竭其精，以耗散其真，不知持满，不时御神，务快其心，逆于生乐，起居无节，故半百而衰也"。暴食伤脾：脾为"生化之源""后天之本"，暴食暴饮易损伤脾胃，《内经》云："饮食自倍，肠胃乃伤"。吸烟伤肺：肺之功能是"吐故纳新"，烟中含尼古丁人人皆知，此有害物质首先伤肺。多欲伤肾：贪欲过度，对男女都是种危险的游戏，纵欲太过易暗耗阴精而导致“肾亏”，酒、色、财、气四大素养不到位，则要拜倒在这四个字之上，故曰：“酒色财气四堵墙，人人都在里面藏，若是素养不到位，不夭也得把命伤。”所以后天的保养是长寿的关键。

退休是人生的驿站，大文豪萧伯纳言：“六十岁以后才是真正的人生。”传统的退休，只是一个养字，颐养天年。但现在时代不同了，观念在提高、在改变，知足常乐，无求乃安。人们充分地意识到，老有所养是基础，老有所医是保障，老有所乐是目的，最终目标是健康长寿，而后天的保养是长寿的关键。长寿得益于心境平静，宠辱不惊，起居有常，宽以待人，平静有序的生活。在家庭对老伴要“爱其同，敬其所异”，要相互尊重、理解、谦让、和顺、和谐相扶，共同欢度晚年。

一、老年人健康标准

1. 面色华润，双目有神

《内经》云：“十二经脉，三百六十五络，其气血皆上于面。”脏腑功能良好，气血充则面色华润。“五脏六腑之精气，皆上注于目而为精”。五脏六腑的精气，向上输布而灌注于眼部，遂成为能视物的精明。“心者，生之本，神之变也，其华在面，其充在血脉”。心是生命活动的根本，人的思维活动与心有关。心主血脉，心的气血充足，既能充实血脉，又能使面色华润。“肝气通于目，肝和则目能辨五色矣”。目光炯炯有神，说明精充、气足、神旺，脏腑功能良好。

2. 呼吸匀畅，声音洪亮

肺主气，肺气足，则声音洪亮。《难经》云：“呼出心与肺，吸入肝与肾。”只有呼吸不急不缓，从容不迫，才能证明脏腑功能的良好。

3. 牙齿坚固，毛发润泽

“肾主骨”“齿为骨之余”“肾者其华在面”“发为血之

余”，肾精充足则牙齿坚固整齐，精血充盈则毛发润泽。

4. 腰腿灵便，形体适宜

“腰为肾之府；膝为筋之府；肝主筋”。肾精充足，肝血旺盛，则人有灵活的腰腿和从容矫健的步伐。胖人多气虚，多痰湿；瘦者多阴虚，多火旺。健康者都会保持体形匀称，不胖不瘦。

5. 情绪稳定，记忆力好

七情者：喜、怒、忧、思、悲、恐、惊。情志变化反映了机体的精神状态，七情正常则表现出身体健康，情绪饱满，豁达开朗。违者则伤脏腑，故而有怒伤肝，喜伤心，思虑伤脾，悲伤肺，恐伤肾之说。“脑为元神之府”，“脑为髓之海”，“肾主骨生髓”。肾中精气充盈，则髓海得养，人就会表现出体力充沛，记忆力强，理解力好，精力旺盛。

二、老年人养生宜忌

健康需要身心和谐，人一生何病连连，就是三个字，即气、急、累。这是人生之大忌。淡泊是做人之大道，也是养生之道。如果人的精力被权、物、色、嗜诸欲所困扰，活的岂能不累。人的生命是短暂的，要加倍珍惜，不要被名利所累垮，“知足常乐，能忍自安”。

老年人要时刻记住，生命在于静养，静养不排斥适当的锻炼，但要有度，要适合老年人的心身状态才有益。曹操有句名言：“盈缩之期，不独在于，养怡之福，可以永年。”养就是指养生，包括饮食起居、生活习惯；怡就是指开心愉悦的精神心理状态。

人到老年，身体生理机能渐趋衰退，脏腑功能逐渐虚弱。要遵循平和、平淡、平易之“三平”的心态去过好每一天。

人过六十五岁以后要随时注意保护自己，有些动作是要特别小心的，尽量避免以下七点：

（1）快速地转头：容易导致头晕、头痛，严重时甚至可能诱发心脑血管疾病或引起颈椎受损而发生意外。

（2）弯腰够脚面：许多人认为这样可抻筋以视体健，这个动作对脊柱、骨骼、肌肉乃至血管都会造成不良影响。

（3）仰卧起坐：动作过猛易造成运动损伤，心脑血管疾病患者可能会造成血压升高而发生意外。

（4）爬楼梯：用此种形式作为身体锻炼是不可取的。老年人关节已退化，膝关节承受能力减弱，易增加关节的损伤。上楼时心肺功能要增强，对肺心病患者不利，下楼时易致膝关节损伤。若居住在两层以上者，上下楼时要缓速慢行走，以适应自身的承受能力，绝对不能速度过快，以免增加自己的心肺功能和关节承受力的负担。

（5）站着穿裤子：此为危险之举，因为老年人平衡力差，动作协调性差，容易跌倒甚至造成骨折或出现血压升高等意外。

（6）猛起床下地穿鞋：动作过快可能会造成血压突然升高或因脑供血不足而导致晕厥或眩晕等发生。

（7）排便太用力：老年人血管弹性变差，排便过于用力会造成心脑血管疾病的发生，一定要保持大便通畅，养成按时排便的良好习惯。而且要坚持每天做提肛动作 2 ～ 3 次。养生学中很重视“气道内提”，做收缩肛门以保元真之气内藏。经常提肛有助于提升阳气，通络活络，温煦五脏而延年益寿；提肛还能防治脱肛、痔疮、阳痿、早泄、尿失禁、尿频等。常提肛可起到约束尿道、活血祛瘀、强壮会阴的作用，男女皆宜。历代医家均提出：“谷道宜常提。”

王氏三代养生法

养生乃保养身体，增强生命力。健康长寿是人类社会共同的理想和要求。选择健康长寿作为生活目标，把健康长寿当成“事业”来做，是最大的所为和快乐。

一、祖父之养生法

祖父从四十岁起便很重视自我保健，每天起床后洗漱毕，喝一杯清茶，从东四步行到西四，边踱边哼戏曲，自娱自乐。

每天晚上睡前一小时吃南瓜子一两，先用牙嗑一半，再用手剥一半。以缓解一天的紧张劳碌，起到一定的安神作用，减少夜尿。

晚上在床上做推腹，由心窝向下推至小腹部，做一百下，采用爱抚手法。

祖父年过七十只掉两颗牙齿，精神饱满，思维敏捷，满面红光。动荡遭劫，七十四岁寿终。

二、父亲之养生法

父亲于四十岁起注意养精、气、神。养精既要保住先天肾精，又要调养后天的水谷之精。气是维持脏腑正常生理和机能活动的物质基础。元气为先天之精所化；营气、卫气由中气（脾胃之气）所生；营卫之气与自然之气相合，即是宗气。元宗营卫之气与脏器功能的总和叫作正气。《内经》云：“正气存内，邪不可干”，“邪之所凑，其气必虚”。精、气、神为人体活动的根本，三者又相互资生，精充、气足、神全是健康的保证。父亲敬遵前贤之训，每天保持平稳的心态，不急不躁，读书诊病，全力为济世救人。每天晨起打太极，修身养性，以攻读为乐。

下午坚持练两个小时的书法，临摹柳公权之玄秘塔帖。

晚上在床上按摩百会穴、三腕穴、关元穴、足三里穴，每个穴位做一百次。

三、笔者之自养生法

自幼浸濡家学，嗜读医书，随父侍诊，学习所得随时信笔著录。业医后遵训“博览群书、精勤不倦”，书记先贤的嘉言、学说主张，师承授受，及时择要记录，以资学习参考。养生之道聆听目睹，随时得到点拨。体会出人到中年正是承上启下之际，肩负重担，要注意自身的养生之道，按个人情况安排好养生之举措。

四十岁起：坚持锻炼，晨起洗漱毕，喝一杯温开水，然后到户外做一套王氏健身十八法操，再跑步三十分钟左右。

五十岁起：晨起喝水不能太凉也不能太热，以保护好肠胃，要徐徐喝下，若速度太快，大量水入体内易迅速地稀释血液，会增加心脏负担。锻炼时注意节奏放慢些，用力适度，以防造成肌肉损伤。晚上在床上做自制王氏床上八段功养生法。

六十岁：早晨锻炼的频率要降低些，注意安全为要。

古稀之年，体重 56.5kg，血压基本正常，牙齿保持有 22 颗。日常饮食原则是早餐吃饱，中餐吃好，晚餐吃少。早餐一杯奶，一个鸡蛋，一两主食加小菜。中餐荤素搭配，花样多多而量要适中；两个肉菜，四种以上蔬菜及豆制品。每周吃一次鱼虾，主食以五谷杂粮，粗细搭配，小酌一杯（白酒、红酒、啤酒任用一种），吃饭时间要用一个小时左右。晚饭少吃，喝点粥或酸奶，以素食为主，以利消化。

作息时间：每日早 6:00 起床，中午小憩 20 分钟，晚间 10:30 上床休息。早晨起床后，先坐在床上按摩百会、涌泉穴各五十次，双手摩擦双肾区五十次。下床后漱口，喝一杯温开水。活动四肢、腰部。6:30 左右如厕。7:00 左右吃早餐。8:00 在室外做健身操。9:00–11:00，每周一、三、五到票房唱戏；周二、四看书、写作；周六、日，聚会、访友、外出活动。午后或泼墨写字，或玩牌娱乐，或帮老伴做些家务。晚饭后，看电视、电脑、读报等活动用两个小时。21:30 用温热水泡脚。22:00 以后上床做八段养生功，约 40 多分钟，做完后喝点水入睡。

未来医学的首要任务是改善健康，抵御疾病，长寿不过是一个副产品而已。经历过风雨的中老年人，遇到生气的事，切要制怒，让怒在三分钟内自然消失。制怒是康寿的基本功，每个人都要忌怒戒郁，养心调神。要胸怀开朗，处世恬淡少欲，不存非分之想。要笑口常开，知足常乐，这样就会健康永驻。要学会自己去“找乐”，古人云：“幽赏事事，取之无禁，用之不竭，举足可得，终日可观。”美的追求是健康长寿的又一捷径，要生活情趣美，注重风度风采美。

中老年夫妻的“性”和谐

中老年人由于肾精不足，肾气渐衰，男性睾丸酮显著降低，女性卵巢雌激素分泌减少，性器官和性功能都有明显的衰变，导致全身脏腑功能随之出现衰老性变化。人们一般认为，老年人脏腑功能衰退，性生活同样会衰退或断绝，甚至有些夫妻刚过五十岁就分床单居，终止性生活。但事实证明，老年人仍需要性生活，即使是八九十岁的老年人在生理上仍有性欲望，在心理上仍需要性爱抚。

一、性生活的意义

1. 适度性生活使人长寿 性生活是人类生活的一部分，它包含了关系、亲密、爱情、关怀、接触和友谊。

明代养生笺：“阴阳好合，接御有度，可以延年。”笔者曾在 1993 年接诊一位 80 岁的老妪，患急性泌尿系感染，服药三付病除，随即询问，性生活影响此病复发否？其言丈夫已 82 岁，他们有和谐的性生活，每周两三次，二位精神敏锐，活泼康健，令人敬羡。笔者嘱其在病愈初期注意以节欲为佳，性生活前后的卫生保健是为首要。老年人需要正常的夫妻性生活，是身心健康的体现。老年人保持正常的性生活和保持消化、心血管和呼吸系统功能一样重要，“用进废退”，只有经常进行性生活才能充满活力。过度的性压抑使体内能量长期得不到释放、升华及转移，其结果会增加精神压力，扭曲性格与气质，使之畸变为怪癖、粗暴、蛮横等状态，严重影响身心健康。所以说美满的婚姻与和谐的性生活是健康长寿的一剂良药。

2. 适度性生活延缓衰老 适度性生活有助于防止大脑软化，延长和避免生殖器官的萎缩。男人雄风健在，女性皮肤更加柔嫩润滑，会提高中老年夫妇的生活质量。受性活动刺激，性激素分泌增加，对改善全身血液循环和新陈代谢有良好的作用，可以推迟脏腑功能凋亡过程，从而延缓衰老。所以有“性生活有多长，寿命就有多长”之说。有一位八十高龄老翁，夫妇同庚，两人从事教育一生，且几十年相敬如宾，相互扶携，相互理解。膝下一儿四女，生活美满温馨。多年来医患关系融洽，夫妇有恙必要吾医，从不忌医。一次老翁几天精神不振，时现焦虑，食不甘，卧不宁。老伴观其变知其情，但现举而不坚之象，老翁心情更加沮丧，老伴安慰他并提议找笔者看一看。依据四诊，还是心理所致，即向他详细解释：老年人有性欲是正常之举，无可非议，而出现举而不坚也是正常现象，不必过于担忧；老年人的性生活原则是顺其自然，不能和中青年性生活相攀比，欲速则不达。老年人性生活要做好先期的充分准备，因老年人性唤起兴奋很慢，因此准备时间要长一些，多做些前戏，不能急于求其成。老年女性阴道分泌物少，比较干涩，应用一点润滑剂。性生活时动作不能过快，过快会使外阴擦伤，必须根据双方的身体状态量力而行，否则会导致性生活失败。此次因过于兴奋而失灵，属于精神心理原因，为暂时问题，用药调理即可。

处方：淮小麦20g，炙甘草6g，大枣6g，柴胡10g，白芍10g，菟丝子10g。水煎服五付。十天后电话告之一切正常。

老年人性生活要顺其自然，不强求，不压抑，不故意中断，即使几个月一次也是可取。老年夫妻不宜长期分床，应当经常保持身体接触，多抚爱对方。老年人更不可分居二室，不利于观察彼此夜间出现的病情事故。

尽管老年人还有一定的性能力，也需要正常的性生活，但要多加注意，保持好心理健康，充满信心，要有“我还行”的健康心理。老年人对性生活问题是有则为之不必抑制，无则安之不必强求。夫妻之间要彼此关心、同情、宽容、忍让、爱护，相互扶持，共同享受，一同携手走过美若夕阳的晚年。

二、适度性生活需要和谐相依

人到老年，儿女们成家立业，生儿育女，且多不在身边，有一位半生同甘共苦、相濡以沫的老伴陪伴左右，一份经过时间沉淀的美好爱情滋养生命，将会是一件非常幸福的事情。

家庭是避风的港湾，这是中年人身临其境的体验，中年时期的人重压在肩，健康的转折也在这时段发生，而保持好身体及精神的会所就是家庭。夫妻间相互关怀，相互恩爱是最良好的调节剂。适度和谐的性生活是极为关键的，它将会为健康奠定良好的基础。

《素女经》记载:“黄帝曰:‘夫阴阳交接节度，为之奈何?’素女曰:‘交接之道，故有形状。男致不衰，女除百病，心意娱乐，气力强盛。然不知行者，渐以衰损。欲知其道，在于定气、安心、和态，三气皆至，神明统归，不寒不热，不饥不饱，宁身定体，性必舒迟。浅内徐动，出入欲希，女则快意，男盛不衰，以此为节。’”由此可见，性生活之道在于定气、安心、和志，即男女双方的心理和精神状态保持和谐、舒适、喜悦。《内经》曰:“男子七八肝气衰……天癸竭。”“女子七七任脉虚……天癸竭。”这个年龄段是人生的转折点，是保护身心健康的重要阶段，在性生活方面也会出现很大的变化。这时男女双方要充分理解对方的变化，积极地交流、沟通、促谈，相互关怀、包容，使夫妻间和谐美满。

三、慢性病患者如何过性生活

性生活虽属于轻度或中度的体力活动，但激动的情绪活动和生理反应可使人的身心活动发生一些变化。如性交过程中心率加快、血压升高等现象，尤其是有高血压、心脑血管疾病、肺心病等患者。要根据病情的稳定性合理地安排性生活，而且次数不宜过多，一定要控制性生活的频率和强度。性生活不能勉强，要量力而行，特别是要注意保持乐观，及时与对方交流身体和情绪上的感受，减轻身力和精神紧张劳累负担。身边要准备药品以备急用，在性生活过程中出现身体不适的情况应立即停止，绝对不可强行忍受自己的不适情况，以免发生意外。

古训云："大风先倒无根树，伤寒偏死下虚人""犯色伤寒犹易活，伤寒犯色最难医"。此乃养生之道，养生必须精气充盈，节欲为长寿之本。郑暄之《昨非庵日纂》记载："陌上见三叟，年各百余岁，相与锄禾莠，拜问何以得此寿？上叟曰（内中妪貌丑），二叟曰（量腹节所受），下叟曰（暮卧不覆首），要哉言也。"三位长寿者之道分别为节制性欲，节制饮食，睡时不捂住门面。

慢性病患者，必须坚持有规律、长期服药，使病情维持平稳状态。充分了解疾病的有关知识，并在医生的指导下去做，切莫道听途说、接收小道消息。

四、提升"性"福生活的方法

在日常生活中，老年人要注意培养性亲密，在身体条件允许的情况下尽量坚持性生活，性爱次数因人而异。只要性欲是自然激起的，事后不影响睡眠和精神状态就属于正常。双方应有约定，事前各自做好心理、精神等准备，这样会收到满意的效果。五十岁左右的人，性爱不能单纯以高潮、快感为衡量标准，而要以双方感受到性生活带来的活力和朝气为目的。要热忱地响应配偶表现出来的亲密要求，这些才能达到双方身心愉悦的目的。

中老年人的"性"福生活健康长久，首要要有健康的心理，有一些维护健康的医学知识，才能用科学的态度认清“性”福的实质内容，不会去到处寻医问药，而是在专科医生的指导下科学合理地对症用药。在日常生活中要有保健意识，不过量食用辛辣之品，尽量避免多糖、多盐、多油等高热量食品，多吃一些粗粮和能改善性腺功能的食物如鱼虾、羊肉、韭菜、核桃等。吸烟、过量饮酒、熬夜等不良习惯都会损伤男性睾丸的分泌功能，加速性衰老。

1. 性功能保健手法

人们的生殖器官向来处于封闭放任状态，进行锻炼就会自然地有所改善，通过自身的调整作用而获取效果。人过四十岁就应该引起关注，以健康地延续性功能。

（1）男士

揉关元穴：每天要做 32 次以上。

擦摩耻骨部：每天要做 32 次以上。

提摩肾囊：每天要做 32 次以上。

搓揉阴茎：每天要做 64 次以上。

缩肛（提肛）：舌尖舔上膛，每天要做 32 次以上。

揉腰眼：每天要做 32 次以上。

（2）女士

揉关元穴：每天要做 28 次以上。

揉曲骨穴：耻骨中点，每天要做 28 次以上。

缩肛（提肛）：舌尖舔上膛，每天做 49 次以上。

搓腰眼：每天要做 28 次以上。

擦摩大腿内侧：从膝至腹股沟，每天做 49 次以上。

动作手法要轻柔、和缓，心态要平和宁静，每天坚持做，是一种安全自然的性功能保健方法。

2. 补益方剂

中医药有大量的补益方剂，是中医学的显著特点，这些补益方剂具有多方面的抗衰老作用。对于中老年肾精不足、肾气渐衰的临床表现有卓著功效，在延缓衰老和治疗老年病方面是极为珍贵的。

（1）六味地黄丸　此方源于宋代名医钱乙《小儿药证直诀》，为小儿“五迟”症而设。组方特点为“三补三泻”。方中熟地黄、山萸肉、山药，补肾、肝、脾三脏，此谓“三补”；丹皮凉血活血化瘀，泽泻、茯苓宣泄肾浊，淡渗利湿，此谓“三泻”。此方特点为滋补肝肾，通补开合，补而不腻。现代医学认为此方的药理作用有：抗衰老；抗自由基损伤细胞；增强免疫功能；抗肿瘤；调节血糖、血脂，降血压；保肾；延长寿命。

（2）金匮肾气丸　此方源于东汉张仲景之《金匮要略》，由地黄、山芋、山药、茯苓、丹皮、泽泻、桂枝、附子、牛膝、车前子组成。具有温补肾阳、温阳利水之功效。此成药依据《金匮要略》中肾气丸加牛膝、车前子，名为济生肾气丸，见于《济生方》，即现在的金匮肾气丸。现代医学认为金匮肾气丸具有延长寿命、对抗衰老、提高免疫力、抗自由基等作用。对于肾阳虚引起的智力与记忆力减退，有着明显的改善效果。

（3）逍遥丸　此方由柴胡、当归、白芍、茯苓、白术、甘草、薄荷、生姜八味药物组成。清代医家张秉成，在《成方便读》中分析逍遥丸时云：“夫肝属木，乃生气所寓，为藏血之地，其性刚介，而喜条达。必须水以涵之，土以培之，然后得遂其生长之意。七情内伤，或六淫外束，犯之则木郁而病变多矣。此方以当归、白芍之养血，以涵其肝；茯苓、白术、甘草以补土，以培其木；柴胡、薄荷、煨生姜具系辛散气升之物，以顺肝之性，而使之不郁，如是则六淫七情之邪皆治，前证岂有不愈之哉。”此方实为肝郁不舒、脾虚、血虚而设。

（4）六味地黄丸加逍遥丸　依据《内经》记载，男子在四十八岁以后，女子在四十二岁以后就应开始注意其肾阴虚、肾阳虚的调理。故男子四十五岁开始应适量服用六味地黄丸（同仁堂出品浓缩丸，360粒一瓶），女子四十二岁起适量服用六味地黄丸加逍遥丸（仲景宛西制药股份有限公司，200粒一瓶）。具体服法如下：

男子：四十五岁起，每天早服六味地黄丸八粒，服药后无咽干、口渴、头晕等症状出现即可连续服用；八天为一个疗程，停药两日再服下一疗程。五十岁后，每日服十粒。五十五岁后，每日服十五粒。六十岁起改服金匮肾气丸，每日早晨服十五粒，仍八日为一个疗程，隔两日再服下一疗程。六十五岁后服二十粒，七十岁改为十五粒，七十五岁后每早改服十二粒。

女子：四十二岁起，每日早服六味地黄丸七粒和逍遥丸四粒，用姜水送服，服药后无咽干、口渴、头晕等现象出现即可连续坚持服用；七日为一疗程，隔两日再服用。四十九岁起六味地黄丸改为十粒，逍遥丸六粒。五十六岁后六味地黄丸为十二粒，逍遥丸八粒。六十岁起六味地黄丸与逍遥丸各服十二粒。七十岁后两种药各服十粒即可。

中老年人要养成良好的、健康的生活方式，坚持锻炼身体，减轻体重，戒烟少酒，饮食清淡，不食过咸食物，少吃脂肪或胆固醇含量高的食物。保持情绪稳定舒畅，这样对性功能的保持和恢复都会有一定的好处。“最美不过夕阳红”，性生活点染夕阳美，愿每一位老年人都拥有美好的性生活。

王氏健身十八法

正身站立，双足分开，与肩同宽，全身放松，意守丹田，意念专注，用力适量。

先做吸气鼓腹，再呼气收腹，此为一组动作，反复做十次。目的是吐故纳新。

第一法：梳头

动作：双手抱头，四指并拢，从前发际梳至后发际，连续做30次。

功效：健脑宁神，益气和中。

药王孙思邈云："梳头可使身体愉泽，面色光辉，鬓毛润泽，耳目精明，气力强健，百病皆去。"

第二法：洗面

动作：双手包面，指并拢，从下颌起上至前额，再从前额向下，两食指从鼻两侧用力滑下至下颌部止，连续做30次。

功效：清醒头面，温经通络。

此法用力要稳，压力适中，使皮肤发热。

第三法：理耳

动作：用拇指、食指、中指揉搓耳郭，从耳前至耳垂部，双手同步进行，连续做30次。

功效：祛风散寒，通经活络。

理耳在于提升耳部血液循环，刺激耳部穴位，调整脏腑功能。

第四法：动颈

动作：双手叉腰，头颈前屈后，左右扭颈，左右旋转，各做30次。

功效：活血通络，滑利关节。

颈部上承较重的头颅，下接稳固的胸椎，在身体中起承上启下的作用。动颈有减压和防治颈椎病的作用。动颈定要注意幅度和力度，以自己适应为度，不可用力过猛。

第五法：纵肩

动作：双手下垂，缩颈抬肩，连续做30次。

功效：温经通络，解痉止痛。

纵肩动作在于放松颈部肌肉，促使气血流畅通顺，使神经系统平静。

第六法：振臂

动作：双手握空拳，向前伸双臂平肩，然后平展摆动最大限，连续做30次。

功效：疏通气血，通络宽胸。

双臂平展向后展胸，可改善肺功能，增强心肺气血运行，提高机体免疫力。

第七法：捶肩

动作：双手交叉，平掌拍肩，左右交替拍为一次，连续做 30 次。（空拳捶肩同样）

功效：舒通经络，清除疲劳。

此举使经络得以疏通，可保护肩胛，缓解肩背之酸痛。

第八法：拍胸（腹）

动作：前胸腹部用手掌拍，后背腰部用手背拍。左手掌拍右胸部，右手背拍左胛部，右手掌拍左胸部，左手背拍右胛部，前后同时进行拍打，连续做 30 次；左手拍腹部，右手拍腰部，同时拍打，连续做 30 次。

功效：宣通肺气，健脾和胃。

拍打胸腹腰背促使气血运行，提高脏腑功能，舒松筋脉，振奋阳气。

第九法：捧腹

动作：双手捧腹从下腹往上抱，先吸气鼓腹，后呼气收腹，连续做 30 次。

功效：吐故纳新，健脾理气。

通过深呼吸动作来增强肺系之功能，改善胃肠功能，有利于消化。

第十法：拍肾

动作：用双手掌或握空拳扣拍腰眼部位，连续做 30 次。

功效：疏通带脉，补肾强身。

此举可振奋阳气。扣拍时用力不能过猛，以自己能适应为度。

第十一法：屈腰

动作：前弯屈，后仰，左右侧弯，抬双臂旋转腰部（共 6 组）连续做 30 次。

功效：补肾强腰，疏通气血。

腰为肾之府，腰承全身为枢纽，腰健则体强壮。做此动作应适度，以活动关节为主，切勿用力过猛、力度过大，否则会使腰肌和椎体关节受损。

第十二法：拍股

动作：双手掌拍打大腿外侧，左右同时做，连续 30 次。

功效：行气活血，疏通经脉。

此动作，双臂下垂直立，中指尖与大腿侧面之交点处即为风市穴，此穴有促进胆经气血循环的效果。阴阳得以调节，脏腑气血通畅，拍打可促使下肢的气血运行，增强腿部力量。

第十三法：拍腿

动作：腿弯曲、上抬，手掌向下、前伸，用手掌击拍膝关节上方稍内侧，并发出拍击声，掌和膝均受到刺激，左右交替，连续做 30 次。

功效：调和气血，滑利关节。

刺激掌心劳宫穴，有养心宁神、宽胸理气的作用。此举加强膝关节活动，同时运动髋关节和上肢，增强肢体力量，增强健步强身能力。

第十四法：弯膝

动作：双膝弯曲或下蹲，双臂前后摆动，连续做 30 次。

功效：通气行血，逐痹止痛。

此动作松弛、舒展、活动膝关节和肩关节，使之气血运行通畅。

第十五法：踢腿

动作：抬腿后弯，足跟踢臀部，左右腿交替，连续做 30 次。

功效：调节气血，强筋健骨。

活动关节，增加腿部力量和灵活性，同时刺激臀部的气血运行。

第十六法：抱膝

动作：双手抱膝，下蹲起立，连续做 30 次。

功效：疏导气血，健骨利筋。

此动作训练膝关节屈伸及平衡功能，防止关节粘连，同时又加强腰部和上肢的力量。

第十七法：压腿

动作：蹲左腿，侧平伸右腿，使髋、膝、踝关节得到压抻。左右交替进行，连续做 30 次。

功效：通络活血，舒筋强骨。

此动作要根据自身条件，用力不能过重，防止意外发生。注意掌握好平衡，以达到促进气血运行，增强腿部力量和健步能力。

第十八法：放松

动作：轻松屈伸四肢 30 次，使肌肉恢复正常。再做吸气鼓腹、呼吸收腹 5 次。

功效：通畅气血，舒展筋脉。

此动作使全身气血通畅，筋脉得以舒展，身心得以愉悦，以轻松的心态迎接一天的活动。

注意：

1. 活动频率每次为 1 秒钟，全部做完用时 20 分钟。力量、速度以本人能接受为度。

2. 屈、伸、抬、举、蹲、踢、拍等要以达到最深度（自己承受）为准。

3. 梳头、洗面、理耳法时，要双目微闭，抛开杂念，精神内守，意念使气由头顶百会穴起始下至足心之涌泉穴。

4. 拍法为五指并拢，掌心空虚，用虚掌在一定部位上拍击，肩肘要放松，拍时以手腕发力，着力时要轻巧而有弹力，动作要协调灵活。方能达到舒松筋脉，解痉止痛，振奋阳气的作用。

5. 活动完毕，全身见有微汗为佳。

王氏床上八段功养生法

通过家学庭训，临证所悟，依据诸家前贤之验，以八段锦方式加以系统完善，形成独家养生之道。遵循养生之动静结合，追求舒适、放松、自然，从而达到“未病先防”“既病防变”“病愈防复”的中医理念。

八段功的各个动作综合起来，能柔筋健骨，养气壮力，起到调脾胃、理三焦、去心火、固腰肾的作用，使得诸病得以控制、康复、消除。“此法甚效，初不甚觉，但百日之后，功效不可量”。

通过八段功，能改善神经调节功能和加强血液循环。通过对脏腑的揉与按摩，对神经系统、心血管系统、消化系统、呼吸系统及运动器官都会有良好的调节作用。

一、八段功的手法运用

1. 按揉法

按揉法是指用指端或掌面在穴位上做轻柔缓和的环旋转动的按摩方法。

2. 摩擦法

摩擦法是指用指面或掌面围绕穴位或体表部位做环形或在上下方向进行反复的按摩方法。

3. 拿捏法

拿捏法是指用拇指和其他四指相对，以指腹为力，进行一紧一松的提捏按摩方法。

4. 搓推法

搓推法是指用手掌在体表部连续地按扶或做相反方向或直线或弧形的推动的按摩方法。

二、八段功的具体做法

王氏八段功养生法共分八个部分，即颠顶神明、通脉益气、舒心展肺、理腹和中、益肾固精、伸筋健骨、腰府相照、益气宁神。

仰卧床上，两腿伸直，全身放松，双目闭合。做深吸气鼓腹、吐气收腹（即一吸一呼），连续做 8 次（女性做 7 次）。意念集中，心中按动作频率数数。

初练时每一动作做 30 次，逐步达到男性 64 次，女性 49 次。最高境界为 100 次，个别穴位处可做 200 次。

1. 第一段：颠顶神明

（1）百会穴

位置：头部正中线与两耳尖连线在头顶交叉处，是督脉要穴。（图 1）

手法：用按揉法，以中指指腹力量逐渐加重到自己能耐受。

功效：可激活人体潜能，增加体内元气，并可益智开慧，轻身延年益寿。百会穴乃人体阳气之总会，具有调节心脏血管系统功能。

（2）上星穴

位置：发际正中直上一寸（一横指）。（图 1）

手法：用按揉法，以中指压揉或拇指指关节按揉。

功效：本穴为阳精聚之所，具有镇惊安神、宣通鼻窍、清醒头脑之用。此穴是保佑一生的福星穴。

（3）太阳穴

位置：在外眼角斜上方，眉梢与外眼角中央，向后约一横指处。为经外奇穴。（图 2）

手法：用按揉法，以中指指尖腹部压揉，双手同时用力，力度以自觉承受为准。

功效：能够解除疲劳，振奋精神，止痛醒脑，有助于保持注意力集中。按揉此穴也是解除大脑疲劳的有力手段之一。

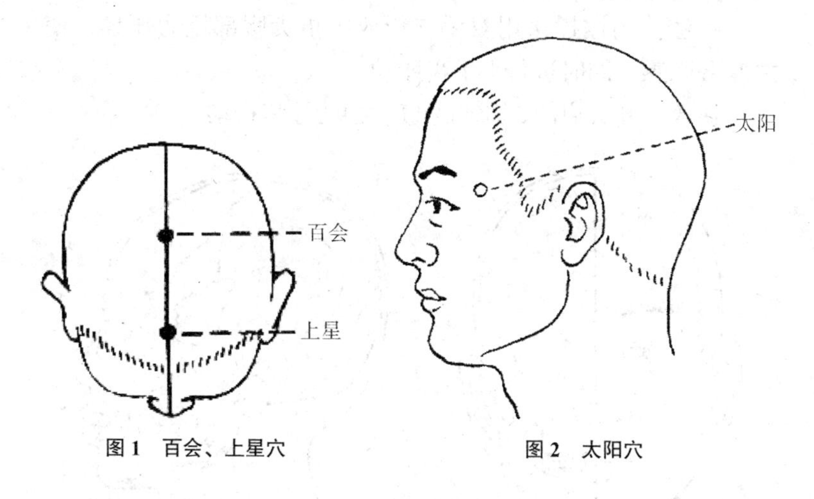

图1 百会、上星穴　　图2 太阳穴

（4）双眼

位置：双目部位，双眉以下。

手法：用摩擦法，双手掌心覆盖双目上，手指在眼部上方，从内眼角向外眼角平行摩擦，用力要均匀，使双目有压力感。

功效：促进眼部血液循环，起到明目养目、解除眼疲劳、防止眼袋臃肿的作用。

（5）迎香穴（双）

位置：在鼻唇沟内，鼻翼外侧两道沟纹的中点处。（图3）

手法：用按揉法，以双手食指指尖压揉，双手同时进行，稍用力，感到酸痛为佳。

功效：通鼻开窍，善理鼻疾。对加强鼻与邻近组织器官的血液循环，增强呼吸器官对气候变化的适应能力和抵御病邪的抗病能力有促进作用。古云："不闻香臭从何治，须向迎香穴内功。"

（6）颊车穴（双）

位置：在下颌角前方，咬肌中，上下齿咬紧，咬肌突起

上取穴。（图 4）

手法：用按揉法用双手二指或中指尖腹部用力压揉，使之有酸胀感。同时进行上下齿叩动。

功效：开关启闭，通调经气。预防牙齿松动。

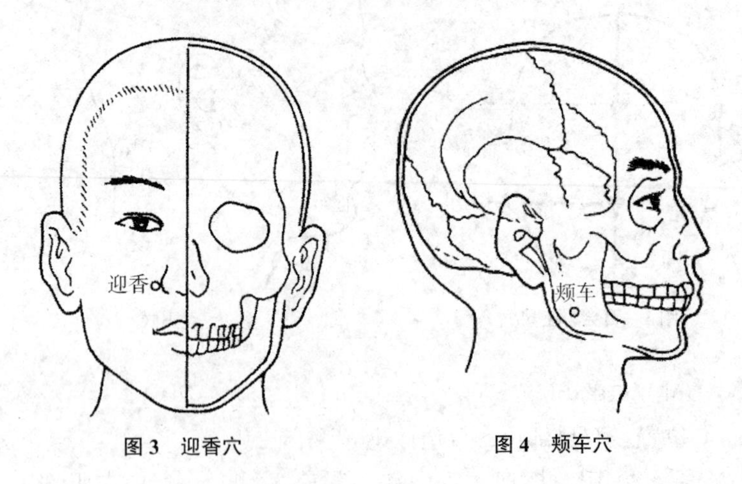

图 3 迎香穴　　图 4 颊车穴

（7）听宫穴（双）

位置：在耳屏与下颌关节之间，张口呈凹陷处取之。（图 5）

手法：用按揉法，以拇指尖压揉，指甲盖朝耳部，此部位上有耳门穴，下有听会穴，三个穴位同时受到刺激。

功效：宣通耳窍，止鸣复聪。通过穴位刺激可疏通经络，促进血液循环，调节脏腑功能。有益于防治耳鸣、耳聋。

（8）风池穴（双）

位置：耳乳突后方，项肌隆起外侧缘，与耳垂相平处。颈后枕骨下，胸锁乳突肌与斜方肌上端之间凹陷中取之。（图 6）

手法：用按揉法，双手抱头，两拇指压揉，指尖着力，感到酸胀。

功效：疏解表邪，祛风清热。可疏通头、目、面部气机，善于防治外感、内伤所致各类头痛和眼、鼻、耳等处疾病，还可防治中风。此穴为平肝息风之主穴。

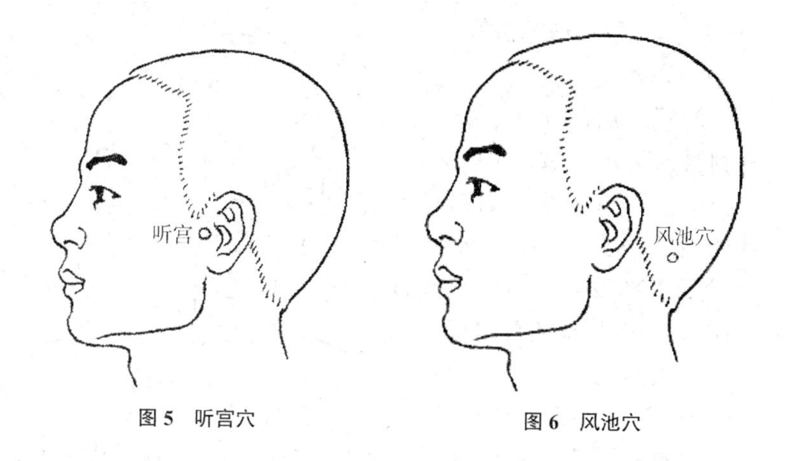

图5 听宫穴　　图6 风池穴

第一段：八个穴位概括头的全部。头乃诸阳之汇。百会穴在人颠顶之上，与会阴穴（前后阴中点处）上下相联，为人之主要经脉。自我按摩头部诸穴位可促进脑部血液循环和调节血流量，改善大脑的营养供给，从而使头部清爽，消除大脑疲劳，缓解压力。对防治头晕、头痛、耳聋、耳鸣、目眩及防治衰老、老年性痴呆，以及促进健康长寿等均有一定作用。

眼部按摩，可振奋视中枢神经，加强眼肌的调节功能，增强视力，防止老年性眼睑下垂及眼疾。

鼻部按摩，可增强鼻腔的生理功能，促进血液循环，防止老年性鼻黏膜组织老化，对呼吸功能起到良好的保护作用。

面部按摩，可促进血液循环，有消纹祛斑、保持颜面红润光泽及防治面疾之作用。

耳部按摩，既可防治耳疾，又能强身健体。“肾开窍于耳”，刺激耳部既有益肾之功又有养肾之力。肾充则耳聪，肾衰则耳鸣。

牙齿按摩：叩齿，可改善血液循环，达到固齿作用。有利于防止牙齿松动，增强咀嚼能力，并利于消化功能的康健。颊车穴是防老年人牙齿松动的固齿穴。

2. 第二段：通脉益气

（1）捏颈

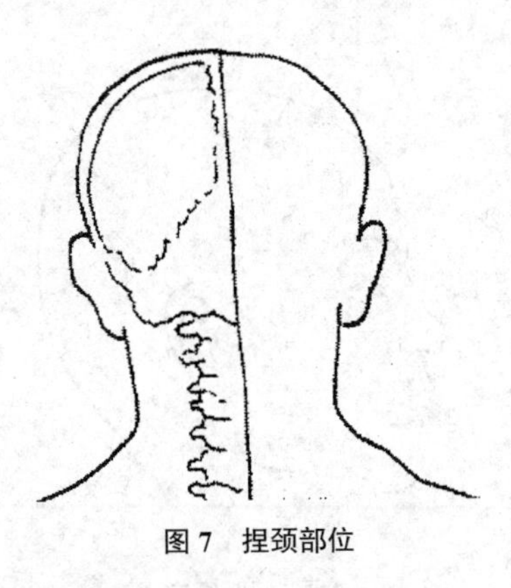

图 7　捏颈部位

位置：后项正中、枕骨下两侧斜方肌处。（图 7）

手法：拿捏法，用拇指与其四指相对夹在颈部，小指部位置于头部发际，另手掌撑扶头枕部，使头部略有抬起。以指腹着力进行一紧一松提捏的按摩手法。左右交换。

功效：颈部上承头颅，下接稳固的胸椎，在身体中起到承上启下的作用。尤其人体长时间伏案低头，颈部压力很大，会出现颈部僵硬酸胀等不舒适感。按摩可减压，促使气血循环，缓解颈部不适感，起到防治颈椎病发生的作用。

（2）腋窝（双）

位置：位于上臂下方，即上臂与胸壁间凹陷处。

手法：同摩擦法，左臂上举，用右手掌心进行摩擦。左右各做一次。

功效：腋窝处有一穴位为极泉穴（图 8），为手少阴心经穴；掌心中有劳宫穴，为手厥阴心包经，两个穴位相互刺激可以改善血液供应，刺激淋巴，可改善心肺功能。摩擦腋窝具有通脉益气，宽胸宁神之功效。

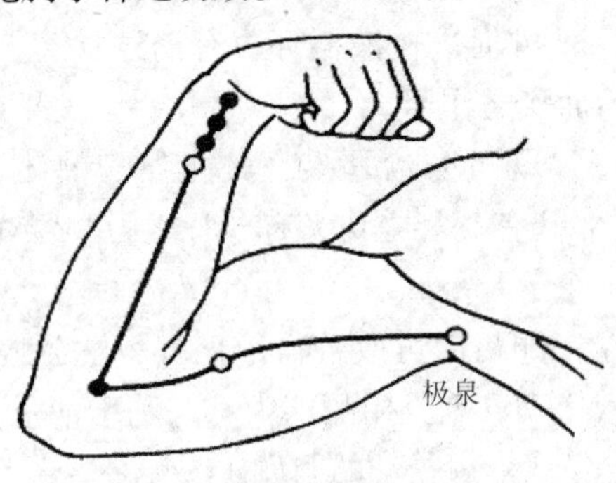

图 8　极泉穴

（3）上臂（双）

位置：上臂内侧。

手法：摩擦法，以手掌在上臂内侧部位往返摩擦为一次动作，左右交替。

功效：上臂内侧为手厥阴心包经的经络走向。摩擦上臂，即活动上肢关节，使之灵活，可达到通经活络、宽胸理气、泄心火、息风之功效。

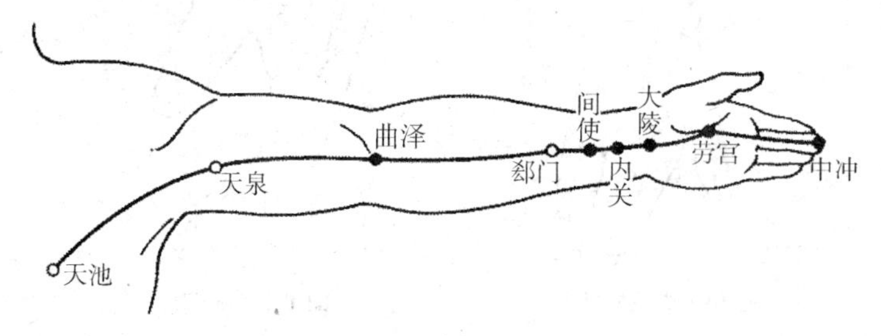

图 9　上臂内侧穴位

（4）内关穴（双）

位置：前臂掌内侧，腕纹上二寸两筋间。（图 10）

手法：用按揉法，指端（中指、拇指均可）在穴位上做轻柔缓和的环旋转动的按摩法。手法千万不可太重，以防过力伤及神经，达到酸胀感即可。双手交换进行。

功效：具有益气宽胸之功效。对心血管系统有调节作用。对改善冠心病患者胸闷、心痛、心律失常及更年期综合征的心悸、气短等有一定作用。内关穴是急救穴位之一。

（5）合谷穴（双）

位置：取穴时俯掌，以一手拇指的指骨关节横纹放在另一手拇指食指之间的指蹼缘上，其拇指尖尽处即是合谷穴。

手法：用按揉法，以拇指端在穴位上按揉压，做环旋转动，达到酸胀感觉。左右手交换进行。

功效：调和气血，疏通缓解面部经气，善治五官部位疼痛。有“头面纵有诸样症，一针合谷效通神”之说。此穴位孕妇禁用。

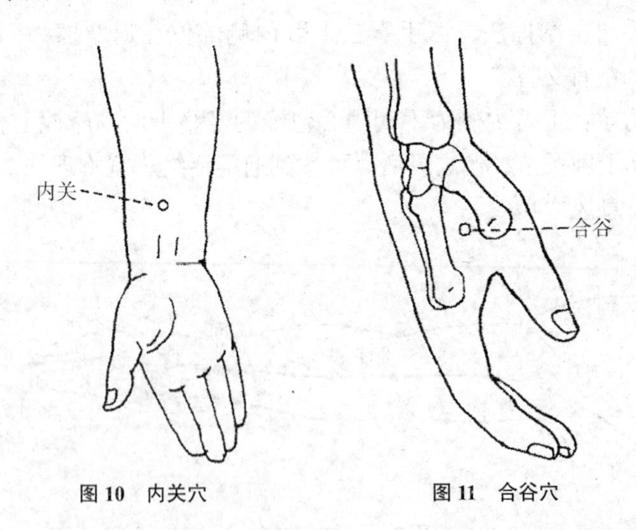

图 10 内关穴　　图 11 合谷穴

第二段：包括颈部、腋窝、上臂内侧及内关穴、合谷穴。目的是益气通脉，使得上肢及颈部气血运行，经络通畅而达到保健功效。

由于人们长期伏案或低头工作，易使颈部肌肉韧带过度疲劳，导致颈部疼痛、肌肉僵硬，易发落枕及颈椎病等。坚持按摩可使局部血液循环加强，通经活络，起到良好的改善机体状况。

内关穴、合谷穴是人体防病治病的重要穴位，其功效对中老年人是不可轻视的。

3. 第三段：舒心展肺

（1）胸骨

位置：锁骨下、剑突上正中线处。有天突穴，于胸骨上窝中线处取穴。膻中穴，位于胸正中线，平第四肋间角，即两乳之中心点。鸠尾穴在剑突下五分处，即脐上七寸处取穴。（图 12）

手法：搓推法，用拇指腹部或拇指后掌骨在胸骨部位做直线往返推动按摩。

功效：宽胸利膈，理气开窍。天突穴、膻中穴是任脉胸段之要穴，有宣肺、调气、清咽、开喉、利气、平喘之功效。能增强心肺功能。

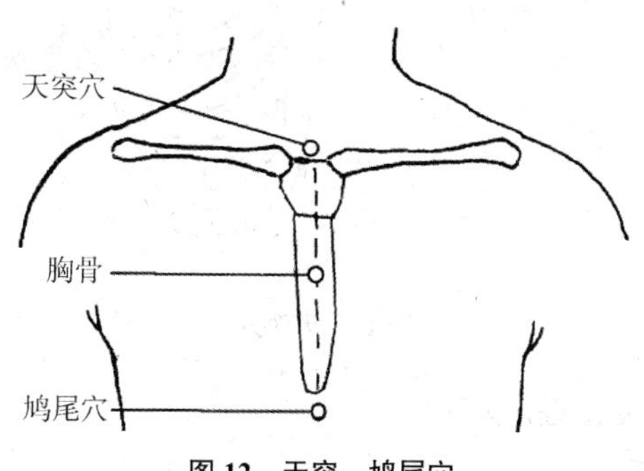

图 12 天突、鸠尾穴

（2）双乳

位置：双侧乳房。

手法：用按揉法，手掌面以乳头为中心做轻柔缓和的环旋转动的按摩法，手掌中劳宫穴正对乳头。

功效：按摩双乳有利于心肺血液循环，对心肺功能起到增强作用。

（3）天池穴（双）

位置：乳外一寸，第四肋间隙处。（图 13）

手法：用按揉法，以中指尖腹部轻揉按压。

功效：疏通三焦经，畅通胸腹腔气机。有利于改善冠状动脉供血，是调节心律失常、胸闷、心悸的急救穴位。

第三段中两个部位四个穴位，是对心肺功能有利的保护，可促进心肺血液循环，畅通气机，增强心肺功能。

按摩胸骨，刺激其内的穴位，使其发挥本穴位的功效。膻中穴在两乳之间，是心气汇集之处，刺激此穴可以疏通胸腔经络血管，促进心肺血液循环。

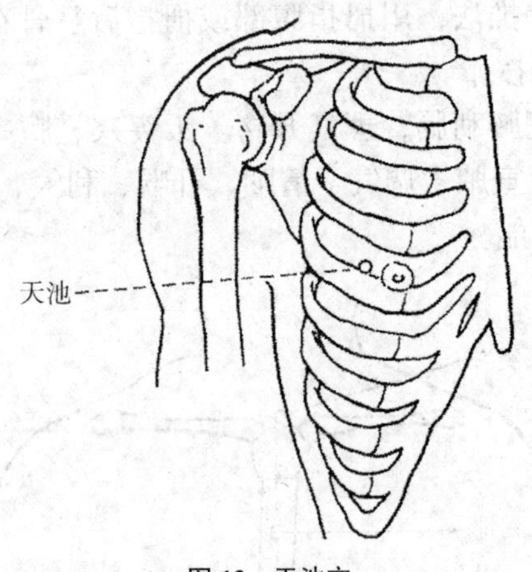

图 13　天池穴

4. 第四段：理腹和中

（1）推腹

位置：从胸骨下，直至耻骨部位，全腹部。

手法：用搓推法，从胸骨下方直至耻骨部位，全腹。一种方法是用双掌平抚腹，双手四指对接，用力推下；另一种方法是双拇指对接，四指向下，对掌竖推下。

功效：舒肝理气，健脾和胃，补益肾精。对脾胃、肝、肾均有良好的保健作用。

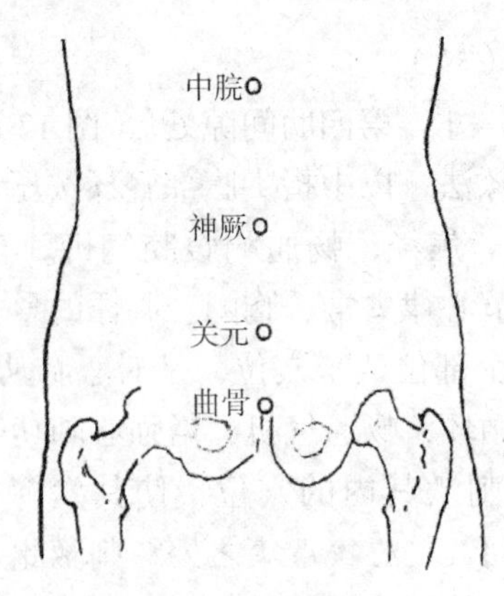

图 14　腹部主要穴位

中脘穴温通腑气，升清降浊；神阙穴温通元阳，苏厥固脱；关元穴培补真元，回阳救逆；曲骨穴调理前列腺，调经养血止带；神阙穴旁开二寸为天枢穴，理气健脾，和胃调中，对肠蠕动有促进作用，是治疗大便秘结的重要穴位。（图 14）

推揉腹部有利于胃肠消化功能的加强。内脏和腹膈肌受到外界压力，引起肠胃蠕动加大，各器官系统活动加强，新陈代谢功能得以旺盛，从而使脏腑机能升强，逐渐消除病灶。

女性腹壁脂肪较厚，肌层较弱，盆腔内又有女性内生殖器官，因此按摩压揉的力度一定要轻。

推揉腹部在于调养脾、胃、肠，打通中下焦，使浊气下降，气下火亦下，聚积在肠胃里的痰湿、食寒等垃圾一并俱下，起到了排毒的作用。

推揉腹部时动作不能太快，力度要适中，要求手到气到，心到意到。做到手随气到，气随手行之境界。只有长时间的动作，才能体会其中的意境感。

5. 第五段：益肾固精

（1）关元穴

位置：耻骨联合上二寸，取穴于腹正中线上，脐下三寸。

手法：用按揉法，以中指或拇指指端在穴位上做轻柔缓和的环旋转动的按摩手法。

功效：此穴为人体元阴元阳交关之处，功于泌尿、生殖系统疾患。具有培补元气，导赤通淋之功。可促进生殖功能，强身安神，调节内分泌功能，是益寿抗衰老最好的“补药”。

（2）曲骨穴

位置：腹正中线，耻骨上缘中点。

手法：用摩擦法，双手并拢，置于耻骨上缘部位之曲骨穴，小指位于腹股沟处，双手进行摩擦动作，使局部有发热感。

功效：通调冲任，温固下元，调理水道，强肾益阴。可防治膀胱、前列腺、子宫等诸多疾患。

（3）提睾

位置：肾囊。

手法：用摩擦法，以掌心兜肾囊，从会阴向上提拉摩擦，双手交替进行。

功效：此法又名“铁裆功”，是还精补脑秘诀之一。此法有强身健体、延年益寿、壮腰健肾、强阳固精之功效。

（4）揉茎

位置：阴茎体。

手法：用搓揉法，两掌伸直，像搓绳一样搓揉阴茎体。用力要轻柔，精神要集中，切勿杂念，保持平态。切不可用力过大，不要碰龟头，以免引起射精感。

功效：强腰益肾，强身健体，延年益寿，培补真元。对防治阳痿、早泄等男科疾患均有一定作用。

（5）会阴

位置：前阴与后阴中间，任脉之要穴。（图15）

手法：用摩擦法，以三个手指在穴位上轻轻地摩擦。千万不可用力过大。

功效：强身健体，强腰益肾。能增强勃起作用，提高性欲。

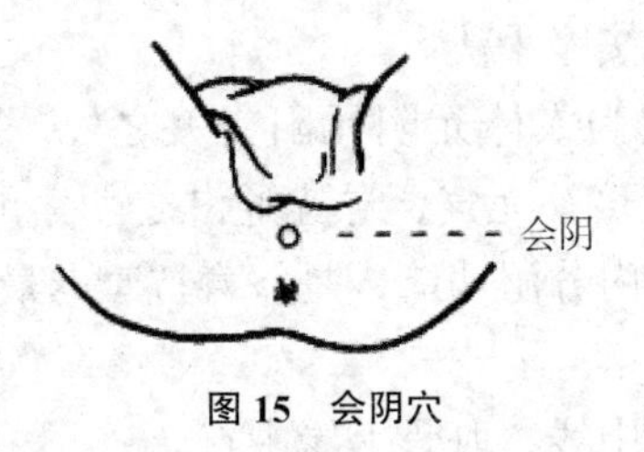

图15　会阴穴

（6）缩肛（提肛）

位置：肛门。

手法：舌尖舔上腭，收缩肛门及周围肌肉。一收一放为一次。

功效：提肛功古称“摄谷道”，是传统养生术之一。肛门肌肉群用力收缩时产生的挤压力，能促进血液循环，使气血运行通畅；可防止脏器下沉，如胃下垂、子宫下垂、脱肛及痔疮等。

第五段中三个穴位：关元穴、曲骨穴和会阴穴功于培补真元，通调冲任，清利膀胱，温固下元。关元穴与百会穴上下一线，是精、气、神交通循环的要道。

提睾、揉茎、缩肛是中医传统养生的重要手法，而且简单易行，能够收到想象不到的奇效。

《内经》云："形与神俱，而尽终其天年，度百岁乃去。"即不仅在形体、生理上，而且在精神、心理上都处于良好状态。强腰益肾，温精固本是为大法，是防治男女性功能障碍、脏器下沉、精神萎靡及延年益寿的重要手段之一。

6. 第六段：伸筋健骨

（1）屈膝（双）

位置：抬举双腿。

手法：双手抱膝，将膝关节做屈伸活动，使大腿尽量贴近胸，小腿尽量贴近大腿。然后放开双手，伸抬双腿，为一次动作，反复进行。

功效：通经活络，滑利关节。关节就像门轴一样，"流水不腐，户枢不蠹"，坚持此举会使下肢诸关节保持良好的功能，起到预防骨质疏松、促进功能改善的作用。

（2）足三里（双）

位置：外膝眼下四横指，即膝下三寸于胫骨前缘旁开一寸处。（图 16）

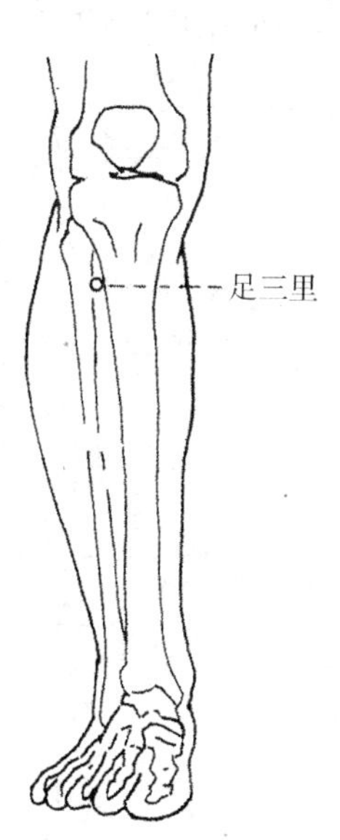

图 16　足三里穴

手法：用按揉法。将一条腿搭在另一腿上，用拇指或中指尖腹部按揉穴位，另一手掌摩擦被揉腿内侧，由膝向腹股沟处摩擦。

功效：补益脾胃，调理气血，通经活络，扶正祛邪。可防治胃肠、心脑血管疾病，解除疲劳，预防衰老，延年益寿，是人体保健的重要穴位之一。故有“人若要安，三里常不干”“常按足三里，胜吃老母鸡”之说。足三里穴为足阳明胃经之合穴，凡五脏六腑之病皆用之，有“肚腹收于三里”之说。古称足三里为长寿穴。

（3）腿肚（双）

位置：腿后腘窝下至足跟部位，分为三个区域，即中间区、外侧区、内侧区。（图 17）

手法：用拿捏法。拇指和其他四指相对，以拇指腹着力，进行一紧一松的提捏按摩法。双手拇指并排从跟腱处起，向上捏到腘窝处，一次捏十个动作。三区为一操作组次。动作选位法同足三里法。

功效：舒筋活络，和肠疗痔，疏通血脉，增强腿部力量。防治腿肚抽筋（痉挛），强身健体。其中委中穴、承山穴的部位要稍用力按压，对腰背酸痛者更宜用力些。（图 18）

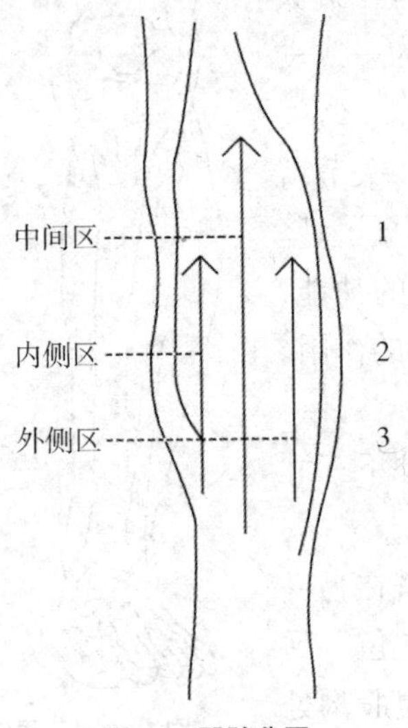

图 17　腿肚分区

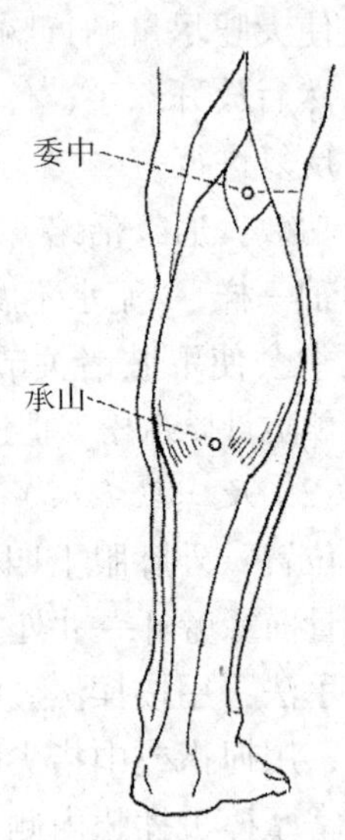

图 18　委中、承山穴

此举持之以恒能让血液循环更加顺畅，达到健体舒身、步履矫健的效果。

（4）三阴交穴（双）

位置：内踝中点上一寸，胫骨内后缘处，即内踝尖上约四横指。（图 19）

手法：用按揉法，以拇指指腹在穴位上按揉。

功效：调和脾胃，分利湿热。三阴交穴为足三阴之会（足太阴脾经、足厥阴肝经、足少阴肾经），是养生、抗衰老、长寿的主要穴位之一。对防治脾胃虚弱、月经不调、小溲不利、阳痿、早泄诸症均有一定的效果。

（5）搓足（双）

位置：双足心部位。

手法：用搓推和摩擦法。

足心共分为 5 个区域：拇趾后为 1 区，小趾后为 2 区，涌泉穴（图 20）上下部位为 3 区，五个趾为 4 区，整个脚掌面为 5 区。用双手拇指腹并排搓揉 1 区和 2 区；3 区用单拇指搓揉，重压揉涌泉穴；4 区五个足趾用手握着，前后方向揉动；5 区即是全脚掌，用手四指关节部位刮搓，用力至足心部有发热感。

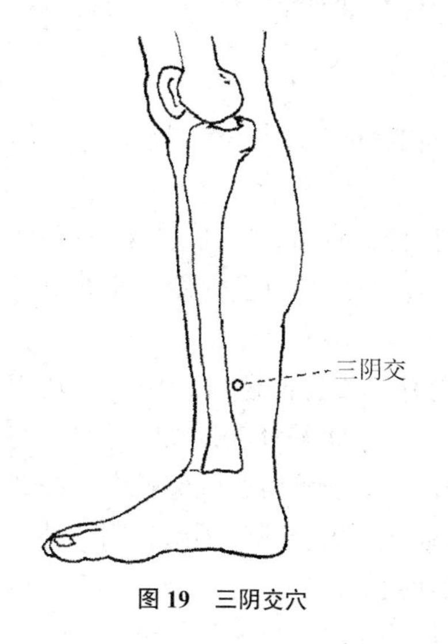

图 19　三阴交穴

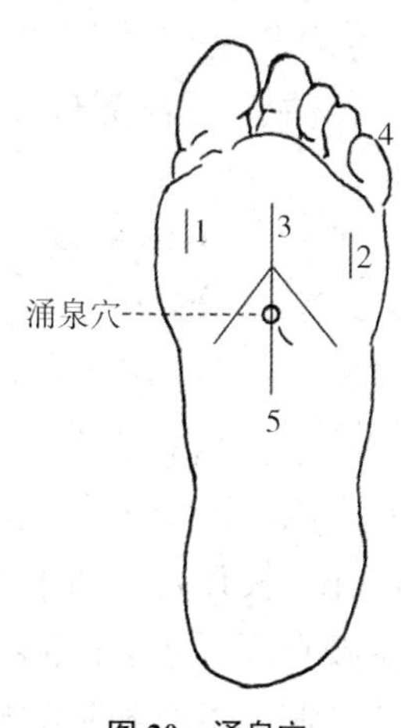

图 20　涌泉穴

功效：促进局部血液循环，滋阴降火，强腰益肾。涌泉穴为足少阴肾经穴，位于足底前部中间凹陷处，是为要穴，为抗衰老主要穴位之一，可使人精力旺盛，体质强健，提高人体防病能力。扳揉足趾可以强腰益肾，调理肠胃，增强脚力。搓揉足心有降虚火、舒肝明目之用，可防治高血压、晕眩、耳鸣、失眠等症。早晚各做一次更益身心健康。

（6）翘趾（双）

位置：翘仰双足趾。

手法：平卧，两腿伸直，双足趾先向足心弯曲，使足面及下肢正面受到牵拉；然后足趾翘起，尽量向上向后翘，足背感到压迫感，足心感到牵拉，小腿肚有牵拉感。连续地先屈后翘。

功效：固肾暖足，滋阴降火，镇静安神，抻拉筋骨。有强腰补肾、伸筋健骨之功效。

第六段功法在于伸筋健骨，强腰益肾，增加下肢力量，使身体矫健，步履轻便。

通过对足三里、委中、承山、三阴交、涌泉穴的按摩刺激，达到下肢气血运行通畅、益肾强身、益气养血的效果。下肢力量得以加强，可抗衰老，有利于健康长寿。

7. 第七段：腰府相照

（1）腰脊

位置：腰脊部位，脐正面为命门穴，位于腰带之上下部位。

手法：用搓推法，取侧卧位，向左侧位时用右手手背（握空拳）沿脊柱自上而下搓推，使局部有发热感。左右侧交换进行。

功效：培补真阳，强健腰脊。腰脊部位有命门穴，功于培补真阳，固精止带。肾俞穴，功于培补肾气，强腰健脊，健脑固元。长强穴，功于通调督脉，理肠疗痔，强健腰脊。按摩刺激腰脊部可促进血液循环，通经活络，达到固精壮阳、补益肾元、调经养血和防治腰痛的功效。

（2）腰眼

位置：肋骨下、髂骨上之部位。

手法：用摩擦法，取侧卧位，用掌心在腰眼部位摩擦，指对脊柱，使局部发热。左右交换进行。

功效：温煦肾阳，固精益肾，畅达气血，调经养血，延年益寿。腰为肾之府，肾喜温恶寒，按摩时尽量用力，使局部发热效佳。

第七段，“腰为肾之府”，强腰益肾，培补肾阳，只有肾阳得以温煦，人体之立柱才会康健，从而使人身强力壮，精力充沛，健康长寿。

腰眼部位是肾脏所在之处，按摩可增强肾脏功能，起到疏通经络、固精益肾、调和气血、强壮腰脊、培育元气的作用。“天之大宝，是一轮红日，人之大宝，是一身阳气”。阳气是人体生命活动的表现，是生命之火。“阳气者，若天与日，失其所，则折寿而不彰”。

8. 第八段：益气宁神

（1）风市（双）

位置：直立，双手下垂，中指指尖与大腿相交处即为风市穴。（图 21）

手法：用按揉法，以指端在穴位上做轻柔缓和的环旋转动的按摩手法，由轻到重，以自己承受力度。

功效：风市穴属于足少阳胆经穴。具有强筋健骨、疏通气血、清泄肝胆、调和经脉之功效。中指指端是中冲穴，为手厥阴心包经穴，具有清泄心热之用，此穴可以疏通全身经络。用中冲穴点揉风市穴可以泄心胆之火，还可以平衡全身阴阳，使心神俱安，起到安神之用。

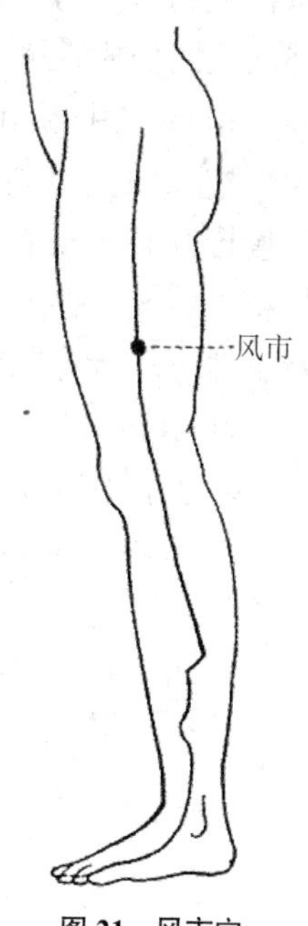

图 21　风市穴

（2）神阙

位置：肚脐。

手法：用按揉法，以手掌面按压在肚脐上面，微微用力。

功效：温通阳气，通经活络，调节气血，健脾和胃，强壮祛病，养生延年。神阙穴是一个返老还童、起死回生的宝穴，自古以来人们十分重视用神阙穴养生及治疗疾病。掌心中劳宫穴具有清泻心火、凉血息风、养心固神、益智解虑之功。

第八段中包括四个穴位，风市穴对处中冲穴，神阙穴对处劳宫穴。

风市穴有促进经气血循环的作用，胆经气血畅通，胆气下降，人体阴阳得以平衡，使人可以安然入睡；中冲穴是心包经穴，具有清心泻火之效，而且还可以疏通全身经络。两穴相处点揉刺激可清心泻火，平衡阴阳，使人安然入睡矣。

神阙穴是先天元气的潜藏处，按压此穴可充盈元气，使精神饱满，体力充沛，腰骶强壮，耳聪目明，轻身延年。按摩神阙穴的作用在于激发人体的元神、元气。神阙、劳宫二穴对处，相互为用，阴阳相衡，气力无穷。

按摩时要平心静气，意念集中，暗暗数数，身体的元气会慢慢升起，充溢到筋骨、肌肉、经络和五脏六腑之中，使诸如精神萎靡不振、腰瘦腿软、胃肠功能失调、男女性功能不意及脏器下垂等症都收到满意的效果。

注：

1. 王氏床上八段养生功做完后，再次做吸气鼓腹，闭气几秒钟（随意而定）后再缓缓呼气收腹。连续做八次（女性做七次）。

2. 做完后饮适量温开水，安然入睡。